MOSBY'S REVIEW SERIES

Review of
LEADERSHIP IN NURSING

LAURA MAE DOUGLASS, R.N., B.A., M.S.

Chairman, Division of Nursing, Point Loma College;
Instructor in Nurse Leadership for senior students;
Consultant in Nurse Administration; President of
California State Board of Registered Nursing

Second edition

The C. V. Mosby Company

Saint Louis   1977

Second edition

Library of Congress Cataloging in Publication Data

Douglass, Laura Mae.
  Review of leadership in nursing.

  (Mosby's comprehensive review series)
  First ed. published in 1973 under title: Review of
team nursing.
  Bibliography: p.
  Includes index.
  1. Nursing service administration. 2. Team nursing.
I. Title. [DNLM: 1. Nursing, Team. WY125 D737r]
RT89.D68 1977   610.73   76-41258
ISBN 0-8016-1442-2

GW/VH/VH 9 8 7 6 5 4 3 2 1

TO

MY FAMILY

whose love and support is cherished,

and to my secretary,

Sheryl Bethurum,

for her devotion to the cause

序　文

　本書は，看護指導にかかわるすべての人々が，その知識と指導の役目に対する自覚を，慎重に，批判的に，進んで評価できるようにと意図して書かれたものである．現在と将来の看護にとって必要とされるものを分析していくと，リーダーである看護婦は，はるかに大幅に独自の判断で行動していかなければならなくなり，そのための習得が不可欠となることは明らかである．看護婦は既成環境で業務を続けていくとしても今までよりも更に複雑な，広範な，多様となる環境，状況において効果的に働けるような備えがなければならない．

　筆者は，客観的基準により看護活動の成果原則（本文参照）の公式に基づいた看護指導実践の系統的研究を強力に押し進める必要性を痛感している．

　第1章では，看護実践系で活用されている種々の機構に当てはめた指導・管理の役割を概説した．第2章では指導の実践に及ぼす特質，手順の影響を考える．第3章は看護婦の指導的活動に関する研究の理論的基礎を与える章である．問題解決の方法論的概説に特に重点を置いた．病院機構内におけるグループ指導者としての主活動はすべて実践され，試験されることになる行動目的の形で概説した．第4，5，6章は看護業務，班内手順，連絡系の管理などの方法を検討する．第7章は看護の実際に関する応変方法の概説である．最後の章は看護の質を保証するために必要な，不断に繰り返される手順の評価を考えている．

　筆者の指導性の意義の理解を一層深めるために，多くの機会を作って下さった私共の看護学部学士課程の4年生と，講師の Patricia Ford 夫人に，心から感謝する．

Laura Mae Douglass

訳 者 序 文

　本書の訳出を求められたとき，通読して先ず感じられたことは，原著者の長い体験からくる看護の重要性に対する熱意であり，行動原則であり，それは医療における看護婦の位置づけに対する潜在的主張にもなっているという点であった．正看護婦となる人は，現在変容の著しい医学に対応するために，ますます学ばなければならない分野が拡大していくものと思われるが，すべての的確な判断，行動の基準となるものは，病人の心情に対する完全な理解と把握にある．これは単なる概念であってはならない．

　しかし，初校が印刷され精読してみると，さまざまな点で当惑した．その主なものは，彼我の看護機構の相違に基づくものと思われるが，用語使用の実際の意味内容が異なっているために，読者にとまどいを感じさせるのではないかと危惧される点である．例えば，リーダーシップは指導(性)であり，本書で説かれている内容は，正看護婦の一人一人が，補助員とともに，一体のグループを形成し，行動し，そのリーダーとなる責任を自覚しなければならないという点である．

　州自治の発達している米国においては，地区による制度の違いは当然あるにしても，近年看護学部の創設されたわが国においては，看護のあり方，看護学の方向について考えるとき，米国の看護機構についての詳細を知ることは極めて興味あることであるに違いない．本書は米国の看護制度の全貌を巧まずに伝えており，その点からのみも，本書訳出の意義はあるとする読者の寛容を期待して，あえて上梓することにしたが，好意ある御指摘を頂くことができれば何よりのことと感謝する次第である．

　　　昭和58年9月

　　　　　　　　　　　　　　　　　　　　　　麻 生 芳 郎

目　次

第1章

看護指導・構成と役割

　概念的にいえば，看護の任務は，強い決断を行い，複雑で紛糾が考えられる波の中から正解を速やかに見いだす能力を必要とする指導力ということになる．看護婦は，それぞれ指導的な活動任務を果たすために必要な個人的及び職業的特性，教育，経験の獲得に向かって努力する能力を備えた指導者として働いているといえる．

　現在の保健機構は技術的，社会的変化の渦の中にますます巻き込まれて行く．これは避け難いことである．ここ数年の間に保健業務の任務は劇的に変化してきている．今日保健業務に携わる人々の種類は，ほとんど制限なく広がっている．これは特に看護についてもいえることである．正看護婦はあらゆる看護要員や看護業務に関係する人々と共に働くことが期待される．

　看護の実践に要求される基本原理を学ぶことが必須であると同様，指導者の管理任務に固有の基本概念と原理を修得することは，個々の看護婦にとって等しく重要である．

■指導の定義

　指導(leadership)とは一般に指導者として任命された人，又は指導者として頭角を表わしている人と，示された特定の目標を達成するためにその人に協力する人々との間の関係である．

　指導は，班内における指導者の役割という表現によって適切に定義される．

指導者は手順を与え，決められた目標の実現のために他の人々を導く人のことである．

　指導は作業の各段階で見い出される．従う者が要ることになる．指導の概念が現実のものとなるには，指導者からの指示に同意する人又は人々が存在しなければならない．したがって各業務班の頂点に指導者が存在する．業務遂行の種々の局面で，指導者の声は追随者の間で最も大きな影響をもつ．

　理想的にいえば，指導者はその地位に最もふさわしい人で，置かれた状況の要求に対して極めて鋭い洞察力を持ち，所期の目的達成のため最適の方策をめぐらすのに十分な知識のある人である．指導任務は特権ではあるが，それと共に責任を伴い，したがってその任務のために十分な覚悟を必要とするものである．

■管理の定義

　広義では，管理(management)とは企業の種類，規模とは関係なく，企業内外の環境を同時に考慮しつつ作業と行動を見通して自己及び他人の仕事を指示，調整する全面的過程である．管理は，示された目標に到達するための計画，組織化，指示及び調整を行ってすべての方策を統合することである．

　看護管理は作業に対して団結性，一貫性，秩序を与え，計画の各局面で他の局面との関係が展望できるような筋道を与え，それによって作業が全体論的(holistic)になっていく．

　極めて厳密な意味でいえば，管理は人々を目的達成に意欲的にさせていくことである．この見解からすると，管理は人間，価値，必要物，要求，そして成果又はなされた仕事からみた技術論などを含む作業過程と見なされる．したがって組織図，方針，手順及び手順書が明白に具体化され，利用できる．作業管理は，権利権限を持った管理施設又は人間の業務を，必要とする作業が提供されるように仕向けることである．

　作業上，業務は他の人々の努力によって行われる．管理者は，(1)何がなされるべきかを知り，(2)班員がそれをどのようになすべきかを決め，(3)仕事の

やり方を理解し，(4)努力の有効性を確かめなければならない．

　管理とは，広い展望に立つ多くの人々によって，人的，物的手段に等しく依存する，独自の知識分野をもった特異の科学又は技術と見なされる．実施の範囲に関係なく，常に効果的な人間関係を維持しながら，規則，原則の適用を通じて最も効果的かつ経済的に目標を達成することが不変の目的である．

　看護の現代的な見方は，運用と行動の方法論的結合という点である．

■看護婦は指導者か，管理者か？

　職業看護婦は，なすべき役割と，作業に関与する人々とを考慮した方法で，他を指導する責任をもって管理者と指導者の職務を引き受けている．指導管理者の職務は，行動の基本を与えるように，目標と手段を絶えず再検討することが必要である．指導者は改革を促し，様々な考え方を督励し，性質を異にする個人の集団の中から所期の成果を達成するための最善の力を育成して行く．

　指導管理業務は，仕事量，満足か不満足か，成果と応対など，生じた結果によってのみ証明されるので，無形のものといわざるを得ない．

　指導者は行動する権限のない状態に置かれることもあり，管理者は指導する地位と力はあっても目標の設定と達成に向かって人又は班の活動を助成するに必要な資質をもたないこともあることを理解しておかなければならない．

　定義によれば，指導管理は科学であり技術でもある．科学は確立された真理に基づいて指導と管理を説明する．指導と管理の変数の間にある因果関係が研究され，指針として役立つ通則が示されているが，両者の関係は絶えず変化するものである．

　技術は仕事を遂行する技能である．技術は生産的，創造的な方法で獲得された指導管理の原則を適用する能力とともに，経験，観察，研究によって得られる．

■管理の形態と系統の論議

　どんな企画でもそれを進行させるためには，何らかの形の組織化が生れなけ

ればならない．その成否の度合いは，それに人々と環境が関係する限り管理法の選択にかかってくる．よく知られている管理形態としては，権威的 (authoritarian)，民主的 (democratic)，自由放任的 (laissez-faire) などがある．

権威的(独裁的(管理とは，任命された個人又は集団が，他の人々を適当と思われる方法で支配し命令する権限をもつことを特徴とする指令的な管理形態である．独裁的に支配される群に見られる共通の特徴は，関係者による決断の関与する度合いが少なく，緊張感と信頼感の欠如とを伴った指導者への服従があることである．完全な権威的管理組織の中では，自己価値が次第に減少し，遂には無気力と非協力性が現われてくる．

民主的管理では，決断や目的実現のため班の関与を通して管理することができる．権威は指導される人々又は班によって1人又は数人の指導者に付与される．すべての行動は人々の利益を増進するために行われる．民主主義は指導者への全権力の付与を意味するのではなく，またあらゆることについて投票が行われることを意味するのでもない．真に民主的な組織の中では，指導者は班によって与えられた権力を遂には失うこともあり得る．この関与形式の中で各人は指導者になるための平等な権利と機会とをもっている．

自由放任的管理は，個人主義的感覚が広く行きわたり，班活動は最少限で，開放的，許容的である．指導者は責任を負わせられることがなく，また誰もその任務を取らない．指針，規則，規制の類は各人を保護するものではなく，個人の権利と尊厳を侵害するものと見なされるので存在しない．

以上述べた管理形態に関連した環境，特性は第2章で更に詳細に考察する．

■管理の形態又は組織の選択

選択される管理の形態又は計画はその状況に依存し，したがってすべての組織における原則の適用を求めてみる．

ほとんどの看護管理の方法は，定まった作業規定を遵守することを特徴とし，多数の診療室間に権威を分散して，階層独裁的枠組みの中で行われる．複雑な規則，形式，日常業務に従う必要がある管理は，何れも統制計画をもたなけれ

ばならない．保健機関の管理者たちはこの原則に基づいて業務を行うが，管理と被雇用者との間に参加的色彩をできるだけ組み入れようとする．

　社会学者 Tannenbaum と Schmidt は，指導は，その状況によって権威主義から自由実践にまで連続して及ぶものでなければならないとしても，常に統制機関によって定められた規制の範囲内にあるべきであるとしている．彼等はまた，人々が決断過程に関与する時，調和が生まれ，円滑かつ効果的な生産に向かって道が開かれるから，参加的指導は生産性に富む形態であるという．

　歴史的には，保健機関とその中での看護業務は，官僚機構内の独裁的統制下で動いてきた．看護婦に参加を認める管理に向かって若干の道が開かれてはいるものの，上記の状態は大部分の保健看護実践組織の中で現在なおいえることである．

保　健　機　関

■保健機関機構の中で看護婦が働ける最善の方法

　看護婦は何をなすべきか，またその方法を決める前に，母体施設の機能について知らなければならない．それにはその機構の全体的目的と，目標達成のために用いられる構成計画についての知識が必要である．

■大部分の保健機関の共通点

　保健業務の場においては何れの機構も設備，方法，材料，財務を有し，大きな相違は業務の目的と方法，職員の質と態度にある．

■保健機関の主要目的と基準

　大部分の保健施設は公衆の保健に対する要求に奉仕するという共通の基本存在理由をもっている．この目標は保健環境の型に応じて達成される．保健に対する要求に適うために必須なことは，(1)患者看護の実施，(2)機関職員と患者の教育，(3)研究に従事すること，(4)公衆の健康の保護である．どこに重点を

置くかはその機関の型によって決まる.

■**保健機関の種類**

　基本的には公立, 任意, 私立の3種がある. 各々それ自体の特殊な対象者に
その関心を向けている.

公立保健機関

　公立保健機関 (official health agencies) は, 選挙民の支援と指向のもとに,
特定の人々に保健業務を行う非営利機関である. 連邦, 州, 地方機関がこれに
含まれる. 例えば軍関係者とその家族のための病院, 地区病院, 老人のような
特定の集団のための特殊施設などである. これらは通常極めて大きな施設であ
り, ベッド数は数千にのぼることもある.

　第2次世界大戦以後, 政府は国民のために各種の保健業務を提供してきた.
1972年の社会保障修正案 (公法 92-603, 第Ⅱ項, 第226節) は保健機構(he-
alth maintenance organizations, HMO's) による業務拡張を認めた. この保健
機構は予め定められた経費又は料金で会員に無制限の広範な保健業務を提供す
るものである. 業務は直接 HMO の診療室で提供されるか, 又は病院, 派出
看護婦協会, 保健所などのような他の業務と提携して提供され, プライマリ・
ケアの看護婦, 専門医及び治療士などの業務も含まれる. 1974年には現行の
HMO's によって提供されているより更に広範囲の業務を実施するため, 3億
5,000万ドルを支出する法案が通過した.

　HMO計画の中には正看護婦の利用の仕方, その業務に対する報酬を調査す
るための公開計画を設定する勧告も含まれていた. 1973年, アメリカ看護婦協
会(the American Nurses' Association) は保健教育福祉省(HEW, the Depart-
ment of Health, Education and Welfare) から, 熟練した看護術を研究して,
長期看護に関する上院の老齢特別委員会 (Senate Committee on Long-Term
Care, Special Committee on Aging) に, この形式の公立保健機関の拡張に関
する法改正を計るための適切な情報を提供するよう勧告を受けた.

　国民健康保険が国民によって受け入れられるならば, 一層多くの保健機構が
生まれ, 終局的には保健上の要求を満たす重要な源泉となると予測される.

任意保健機関

　任意保健機関（voluntary health agency）は一般大衆の保健上の諸要求を充足させるために企画された非営利機関である．支払いは人によって異なる．公衆を代表する理事会により経営される共同病院や，宗教団体の指示により運営される機関などがこの例である．これらの病院の規模は通常 150〜500 床である．

私立保健機関

　私立保健機関（proprietary health agency）は営利を目的として経営される．それらの業務に対して直接又は間接的に支払いのできる人には誰にでも業務を提供する．これらの病院，療養所は通常 25〜150 床である．

■保健機関の資格認定の基準及び必要性

　1930 年代までは，伝統的に米国の人々は何れも自己の健康と福祉に対して自らが責任をもつことになっていた．今日では約 7,000 の病院，4,000 に及ぶ治療施設，23,000 の療養所，増加しつつある地域保健所，それに推定 400 万人の保健業務従事者（300 万人の病院被雇用者を含む）があるので，業務の基準化と調整が緊急の必要事となってきた．

　病院は各州によって認可され，州の規定による最低基準が保たれなければ，法律上業務を行うことができないことになっている．アメリカ病院協会（AHA, the American Hospital Association）とアメリカ看護婦協会（ANA, the American Nurses' Association）は，連邦及び州の基準に合わせた指針を設定したが，これは発展する専門業務と立法の中にあって各州が通常，参考としているものである．

　公衆への安全保証に関するこの基本的警戒措置以外に，自発的資格認定機関に適用される別の基準が，ある団体又は機関が資金を提供したり業務利用を行う前にそれらによって要求される．例えば連邦補助金（主な収入源は医療保険（Medicare）と建設資金で賄われる）と教育（病院レジデントとインターン制度，及び看護教育と実践）などである．

　保健業務の人に対する連邦基準での評価の主体は，病院資格認定合同委員会(JCAH, the Joint Commission for Accreditation of Hospital) と呼ばれるものである．この強力な機構は，アメリカ病院協会，アメリカ医学会(AMA, the American Medical Association)，アメリカ医師会(ACP, the American College of Physicians)，及びカナダ医学会(CMA, the Canadian Medical Association)によって支持されている．自発的資格認定作業は，病院，住居及び広域看護施設，療養所，精神遅滞及び精神病看護施設に対して与えられる．

　アメリカ看護婦協会は，国及び地方段階での看護実践上の基準の作成の責任を負っている．その基準は看護の質の確保を促進するよう立案されている．これらの基準はある程度まですべての州の看護法案に，また質の高い看護管理に関連したすべての機関に反映されている．全国看護同盟(NLN, the National League for Nursing) は，JCAH や ANA と協力して働き，任意に看護教育実施者の資格認定業務を指導している．

　HEW の指導のもとで次第に実施されるようになっている監督形式は，非常に論議を呼んでいるが，その１つは専門基準検閲機構 (PSRO's, professional standards review organizations) の設置である．医師による患者看護の評価の権限をもつこれらの機関は，連邦から地方の水準にまで拡大するよう計画されている．

　その計画では，医師団がその地域の PSRO's に自らの基準の承認を求めることになる．これらの基準には，入院期間の妥当な長さ，入院の必要を決定する方法，看護管理の評価方法などを示した現行の基準を含むことになっている．

　これに対して政府の干渉であると主張して医師及び保健業務実施者から強い反対が表明されている．しかし，この法律は，もし医師達が PSRO's に参加しようとしなければ，他の人が代わって行われた看護の質を検閲し，報告を提出するよう任命されることを規定している．

　多くの保健専門家は，PSRO's が看護婦を含めた他の保健関係の人々にまで拡大されるものと信じている．1974 年，アメリカ看護婦協会は，効率的な看護

の尺度となる基準を作成し，看護が PSRO's に参加する方法を勧告するための契約書を受理した．

　保健法令の変化は，保健の分野で働く多数の人々に影響するので，管理統制のための制度が加えられるであろうことは間違いない．職業看護婦はこれらの変化に立ち遅れないようにしなければならず，また変化の過程に当然巻き込まれていることを理解する必要がある．

　以上のような次第で，JCAH, NLN, PSRO などの公認機構から資格認定又は承認を受けることは，資格認定が質の評価となり，信用にかかわることになるが，これは募金や利用に関する適格性を確立する点で，大部分の機関の存続にとって極めて重要である．

■ "患者の権利" という言葉の意味，及びこれと保健機関の基準設定とのかかわり

　保健業務の環境の中では，患者の権利 (patients' right) とは個人の価値と尊厳に留意しつつ看護を実施することを意味する．1950 年代の市民運動は，医師と病院に関する問題に的を絞り，公，私立施設の保健看護業務状態にその矛先を向けた．患者は自己の看護の管理と，基準の決定に更に深く参加することを要求した．

　全国看護同盟は 1959 年，"近代看護に何が求められているか" について 1 つの声明を発表し，この活動の先端に立った．それらの活動は保健に関心をもち，公報第 307, 1061 号に基づいて業務を行う広い範囲の人々を代表するものであった．そしてその声明は個人及びその必要とするもの，並びに希望を更に考慮した方策を発展させる指針として用いられた．

　関係者の間に激しい批判が起こり，消費者の権利の多様な声明は最高潮に達した．これらの運動は何れも行政機関がとった方向に対して強い衝撃を与えた．その結果，大部分の行政当局，州，保健委員会は，大衆の利益を唱える非専門家を委員に擁している．

　アメリカ病院協会とアメリカ看護婦協会は，患者の権利に関する法案の作成

に積極的に働いてきた．それぞれから提出された議案は，患者の看護快適性を考慮したもので，診断と治療について絶えず患者に知らせること，なされるべきことを患者が決定できる権利を与えること，すべての行為の機密を確保すること，保健業務の提供に含まれる権利を患者が査定すること，患者を管理する方策，方法について知らせること，などである．

　患者の権利の論議はますます弾みがついて，遂に政府，州議員の間の疑問は"非専門家が決定機関に含まれるべきか"ではなくて，"大衆の声を適切に表わすためには何人位の非専門家を含めるべきか"になってきている．

■保健機関の全組織構造の描写

　保健機関は小さな中央管理運営から，大きな複雑な法人の方向に向かっているので，管理の分散の必要性が増している．小さな施設は1人でも運営できるが，大きな機関では数百から数千もの人々が管理業務に携わっている．

　管理と連絡の手段として権限系の設定が必要である．このため，すべて確立されている機関は，連絡の必要に直面したときに従う適切な経路（縦割り，横割りの）をその従業員に示す構成を作製している．

　指針の設定も極めて大切である．指導者はどのような状況，機構においても，責任，及びその指令を支援するに必要な力とが両立しなければ，効果的な作業を行うことができない．これらの要（かなめ）になる面が明確に規定されていないならば，指導者自身がその規定を求めることから始めて，自らの業務を遂行するための権限を獲得しなければならない．

指　　　導

　組織化された構造の中では指導(leadership)は，その従業員に対して機関が行使する，あるいはある人が他の人に対して行使する特殊な影響と定義される．この相互的な過程は獲得されるものである．もし機構構成が指導者の特性と一致するものであれば，指導は楽しいものとなる．機構は，哲学と目的とを確立させ，どのような管理形態がその目的に最も適合するかを決定する．前にも述べたように，どの個人又は機関でも，完全に民主的，権威的，あるいは自由放

任的環境で動いているものはない．個人又は機関は，その目標を達成するために，どの道をとるかを決定し，その後その目的のために指導者に必要な権限の付与を求める．

権　　限

　権限（authority）とは，目的達成に向かって問題を調整し，裁定し，解決するための力をもつことである．権限はある人によって，ある人に許可が与えられるという点で相互的のものである．その意味は，与えられた人はその権限に対する権利を得たということである．それは使用も乱用もできる特権である．権力を得た人は，他の人々が機構の目標を達成するために働かなければならない範囲を決める権利及び責任をもつ．権限を得た人は，1つの目的を達成するために許可を与え，又は強制力を行使できる．

責　　任

　責任（responsibilily）とは義務の法律的，道徳的遂行を意味する．責任をもつ個人又は集団は，親機構の目標及び哲学と一体化しなければならない．権限構成で定められた状況内でのすべての仕事は，人指向であるとともに作業指向でもある．

責　　務

　責任を与えられた指導者は，更に自らの仕事並びに指導する人々の職務遂行に対する責務（accountability）を負う．この責にある人は自分に何が期待されているかを知らなければならない．なぜならば行為に対し，また成果の量と質に対する責務は，予め定められた判断基準が必要となるからである．これは責務遂行者は，総括に必要な情報を与える評価手段を利用するということである．

■保健機関構成における看護の位置

　過去において病院，その他の保健機関は，権限の多くを機構の上位に持たせた縦の機構系を発展させてきた．医師や管理者は機関を中央で管理し続けていたが，多くの場合，看護業務，看護教育を行う主任者が，がっちりと看護婦を

支配していた．そのような権威的環境の中では，患者を中心にすることは困難であった．看護婦主導の可能性はほとんどなく，決断は上からのものであった．

　今日では，施設の管理者の意向と進歩を反映して，多様化した看護パターンが実施されている．ここ二，三十年の間に看護教育と看護業務は管理問題とかかわりをもつようになってきた．管理者たちはすぐれた患者看護を中心とし，管理に適う看護様式を確認することに努力している．

看護業務の分散

　看護業務分散の意図は，決断の権限，責任，責務を業務段階にまで下すことにある．このことは最上位に握られている縦の制御度を減らし，下位の横の連絡を密にすることによって達せられる．

　典型的な看護機構は，最上位に1人又は数人の助手をもった看護部長 (director of nurses) がおり，次に現職教官(inservice educator)，監督(supervisor)，看護婦長(head nurse)，専門看護婦(nurse specialist) と正看護婦(practitioner)，職員正看護婦 (staff registered nurse)，免許取得準看護婦 (licensed vocational nurse 又は practical nurse)，看護助手(nurse's assistant) と続く．

　最近，看護業務に柔軟性と流動性をもたせるため，伝統的な看護機構を再編成しようとする多くの試みがなされてきた．看護業務の再編成の形態は様々であるが，いずれも患者の要求を最もよく充足するように計画されている．

■業務の分散は看護職員にどのような影響を与えるか？

　個性と環境に関する論議は，人が他の人を必要とすることを物語っている．人々がともに最適の条件と環境におかれると，躍動的で無限の可能性が生まれてくる．班形成の概念は，大きな仕事を達成するために合同する機会を示すものであり，看護婦の個人内，個人間の表現法である．

　看護班は保健機関の構成機構内で作業する．このことは必要であり，有用である．業務の分散は班に看護法試行の機会を与える．看護班には相互協定があ

り，効率のよい班指導者は，指定された患者群にすぐれた看護を行うよう班員と共に働くという権限を管理者及び班員から与えられる（業務の分化は第6章で考察する）．指導者も班員も彼等の作業の責任及び責務を負うが，班の最終的責任をとるのは班指導者である．次に示すのは，分散によって行われる多重看護教育法である．

　　管理可能の制御範囲で，班員に班意識を与え，結束させる．

　　縦，横の連絡をともに認める．

　　個人的にも集団的にも，班員の価値，品格，能力，強さを強調する．

　　患者看護の刷新的，創造的な管理を助長する．

　　結果：患者の要求に適うことがすべての班員活動の焦点となる．

■看護業務を行う上の系統を明確にする

　看護を行うために利用される多くの系統がある．用語については，権威者の間で見解が一致していないが，実施又は看護の基本型は，保健看護が行われるほとんどすべての状況で存在している．それらには (1) 1対1あるいは対症例方法，(2) 機能別方法，(3) チーム・ナーシング(班看護)，(4) プライマリ・ケア，などである．実際上，これらの系の1種以上が同時に行われている．

■1対1，あるいは対症例方法の定義

　1対1の方法においては，正看護婦が1人以上の患者に全看護を行う責任をもっている．個別症例割当てでは，指定された看護婦にその割当てに必要な事項のすべてを満たす能力がなければならない．看護婦は命令を点検し，計画し，看護のすべてを実施する．この型の看護は，集中治療センターのような緊急状況で，あるいは患者を一般の人から隔離又は分離する必要がある場合に採られることが多い．

　対症例方法は，急性の精神病に罹った患者，重症の感染症患者，身体の抵抗力が他の人々との接触で生命の危険を呼ぶ程まで低下している人（例えば白血病患者など）に対して行われる．ある患者は，全日制で1人の看護婦による専

心看護を希望して，看護婦の私的専属を要求する．私的専属看護婦の数は減少しつつある．そのような看護を受ける人々に，経費が高いこと，行われる業務は通常，数人の保健従事者たちの共同作業で与えられる看護ほど有用ではないことが次第にわかってきたからである．

■機能別方法の定義

　機能別方法(functional approach)は恐らく最も古い型の看護と思われ，業務中心型又は志向型の作業構成と人員割当てを行う方法である．看護実施上，この方法の主要な推進力は指定業務の遂行である．これは伝統的な看護業務方式である．人員は一定の枠にはめられ，ある者は投薬をし，ある者は治療を行い，ある者は衛生看護を行い，ベッドを作る．更にある者はスタッフのために記録をとり，また患者，医師，家族，患者関係者間の渉外係として働くというような事務的作業が割当てられる．

　機能別看護は通常看護業務を行う上に最も経費のかからない方法である．看護に業務中心的方法を利用する機関は，一般企業からこれらの概念を借用したのであり，流れ作業が大量生産を望む最も効果的な方法であることは証明済みである．

　本来，質の高い保健業務を目指すほとんどの機関が，他の方法，組織を利用しているとはいえ，人員が不足しているとき，資金が不十分の場合は，すべての機関がこの機能別系を実施することを得策と考えるであろう．また組織化を通しての作業が最も効率が良いという環境が存在することを理解すべきである．

■機能別系が最も経費がかからないならばなぜ広く利用されていないか？

　機能別又は業務志向型方式は，その系の区分化のために，患者の要求を満たす点で低く評価されている．指定された業務の遂行過程では，患者の確認，注意がおろそかにされる恐れがある．

　同様に，看護の機能別型は一般的に構成員の充足度でも低く評価されている．業務指定が同一であるということで退屈になりやすく，構成員は患者を全体的

に把握することができない.

■ チーム・ナーシング（班看護）の定義

　チーム・ナーシング (team nursing) においては，資格のある看護婦によって指導される班員が，共同の努力により個人又は集団の保健に対する要求に答える．あらゆる活動の推進力は病院でも，共同施設でも，包括的でしかも個別的な保健看護を実施できる．すべての活動は看護される人の側の要求に基づいている.

　チームの看護実施過程中，チーム指導者は，行われる看護を計画し，参加し，調整し，説明し，監督し，また評価する．指導者はまた看護される人々をも監督し，評価する．終始一貫した，連続的な質の高い看護は，班指導者と協力者が提携して新しい洞察がなされれば計画を刷新して看護計画書を作成することによって促進される.

　チーム・ナーシングは単なる方法論ではなく，1つの哲学である．特定の問題の解決に向かって協力作業をする一群の人を編成するという考えそのものには，何も新味はない．チーム・ナーシングの特異性はこの組織の信用と価値が理解されるときにはじめて明らかとなる.

　チーム・ナーシングの哲学は以下のことを認める.

1.　看護される人々，及び看護を行う人々にあらゆる個人的価値が優先的に与えられる.
2,　看護計画の全面的な調整者並びに説明者となるべき人の必要性.
3.　指導者と指導される人々との間の専制的境界をほとんど強調することのない班員活動の同等性.
4.　適応性の必要と変化に対する感受性と応答性.

■ チーム・ナーシング業務の主な特徴は？

　看護を行うチームは，

1.　常に正看護婦によって業務を指導される.

2.　保健に対する要求があれば，どこでも作業する．

3.　患者の全要求に焦点を置く．

4.　可能な場合は，計画の作成と実施に患者を参加させる．

5.　改革が可能で，適応性をもち，また絶えず組織替えを行う．

6.　各個人の才能と能力を認め，それを適正かつ最高度に利用する．

　看護班員は，

1.　すべての看護は患者中心であるという哲学を信じる．

2.　共同の目標達成に関心を寄せる．

3.　個人としても班作業過程に関連をもち，看護を必要とする人々に自らを利用させる．

4.　共同して協力的に作業する．

5.　技術的に割当てに熟練している．

6.　その業務に固有の知識と理解をもつ．

7.　すべての活動に判断を働かす．

■なぜチーム概念が看護職で用いられるのか？

　技術的，社会的変化は，調整と連絡に途方もない問題を提起している．健康像の構成部分としての看護は，患者に実施する看護の変化と分割の流れの中で自ら追い付こうとしている．

　保健看護人員追加の需要を満たす方法は，新しい部類の業務者を加えることであった．これらの例は，準看護婦，看護助手，看護士，吸入療法士，各種の任意協力者（volunteer）である．以上すべての業務者は患者看護業務を援助するが，通常は患者看護に対してはほとんど同格のものではなく，また明確な責任もない．一部にはこのようなことは，看護業務，準備，割当て業務に対する統一基準に全国的合意がないことから起こり得る．

　チーム・ナーシングは，1人の職業看護婦が病院又は共同施設の中の個人又は一群の人々の保健に対する要求に答えるため，多様な保健要員群の作業を円滑にする看護組織である．チーナ・ナーシングでは，指導者の第一の責任は，

すべての活動が看護を受ける人の利益と関心を基本とした相互寄与と，探索を特徴とするものであるかどうかを見ることである．班の本来の概念は，構成員間に能力の相違と，相補性があるということを含むものである．すべての努力は，できるだけ効果的にまた都合よく班業務を達成する方向に向けられる．

■看護にチーム計画を利用して何か重大な支障があるか？

チーム・ナーシングは広範な技術と能力をもつ人々を利用する優れた大道となる．この方法は，またある者の弱点を他者の力で補うこともできる．しかし，この組織が悪用される危険も存在する．例えばそのチーム計画を最少限度の財源で看護業務を行う一方法とみなす病院管理者がいる．その適例は，班指導者として正看護婦を1人だけ備い，残りの班員は最低基準に達するに必要な数の看護助手で構成する，というものである．従って，質の高い看護を施すためには準備不足や人員不足の問題に悩まされることになる．

チーム計画においては，業務は他の看護方式よりも多様である．指導者は患者のために，又は患者とともに問題を分析し，解決しなければならないばかりでなく，自分の割当てを組み入れ，他の班員の割当てとの調整もしなければならない．

チーム指導者は，その任務についてすべての責任を果たす中で，患者に対する看護管理をしたり，班員に望ましい指導，監督を行うための時間がほとんどないことを知らされるであろう．

チーム・ナーシングは患者や班員の満足のために利用されることがよくあるが，しかしそれはチーム・ナーシングの哲学に合致する場合に限られる．

■プライマリ・ケア看護の定義

プライマリ・ケア看護(Primary Care Nursing)は，いろいろな形で用いられる比較的新しい用語である．例えば HEW(保健・教育・福祉省)が1971年に刊行した報告には，看護婦のプライマリ・ケア業務は，症例の発見，及び医学的，社会的機関への委託であるとしている．HEW はそれに対して看護婦と

医師が責任を分かち合うべき業務を項目別にしている．プライマリ・ケアとは
"その患者の問題を解決するためになすべきことを決定する保健看護組織によ
るその疾患の発症発作時の最初の接触，及び例えば健康の維持，評価，症状の
治療，及び適正な委託のような持続的看護の責任"と定義された（"Extending
the Scope of Nursing Practice, A Report of the Secretary's Committee to
Study Extended Roles for Nurses," November, 1971, Department of Health,
Education and Welfare).

　プライマリ・ケア看護婦の部類にあてはまると一般的に考えられる看護婦は，
臨床専門の看護婦，あるいは家族診療，老年医学，小児科，産婦人科，内外
科，又は精神科及び精神保健のような領域で広範な看護業務の準備と経験を
有する看護婦である．プライマリ・ケア看護は，特別な準備計画を必要とする
ので，この型の看護の開発を行うためには看護及び医学の教育者が必要であ
る．

　プライマリ・ケアの概念は，疾患予防と健康維持に重点が置かれ，主に公衆
保健機関，診療所のような保健看護の施設に収容されていない人々に前向きの
看護が行われるような周延的環境でも，また急性であれ慢性であれ通常診断さ
れた疾患患者の治療と回復の看護面に中心が置かれる発症的環境でも採り入れ
られる．発症の部類に入る人は，ほとんどが看護施設に収容されている．

　プライマリ・ケア看護婦は，看護が必要とされる間は1日24時間患者に対
して責任がある．これはその患者の全入院期間と治療期間にわたることもある
であろうし，又はもし得策とみなされるならば患者は機能別方法またはチーム
計画のような別の形の看護に移されることもあろう．

　患者の管理は，組織の努力によりまとめられた最新の看護計画を維持するよ
う十分考えられた計画に主として基づいている．プライマリ・ケア看護婦は，
その任にあってもなくても，行われる看護の質について患者に責務がある．研
究によりこの看護実践形式は，連続的な指令の引き継ぎによって起こる看護と
投薬の誤りの数を減じ，患者の要求の満足度を増し，またプライマリ・ケア看
護婦の職務遂行の手段ともなることが明らかとなった．

　プライマリ・ケア看護婦は患者及び他の保健班員と協力して看護計画を査定し，計画が許す限り実践に移す．看護婦が常に姿を見せなくても，その患者とのプライマリ・ケア関係は続いているのである．周延的環境では，休暇，教育期間，研修会のような不在予定，又は疾患，家族の不幸のような不測の突然事故を除いて，この関係は不変である．発症的環境では，プライマリ・ケア看護婦が非番の場合，その看護婦が記載した計画は他の人々が実施する．ある状況では，プライマリ・ケア看護婦は，患者の要求についての重要な協議のため不定時間に呼び出されることがある．

　プライマリ・ケア看護は，各患者の治療，管理に責任を負う看護婦を1人置くことによって看護計画を強化しようとするものである．この問題の更に完全な解説，並びに各州内で制定された立法，指針については Marram, Schlegel, Bevis による *Primary Nursing: A Model For Individualized Care* を通読することを勧める．

■プライマリ・ケア組織の実践に関連して問題があるであろうか？

　正看護婦を少数の患者のために割当てる必要があると，管理効率は低下する．看護管理に全責任をとることに確信のない看護婦は，この仕事に不適当のようである．教育の乏しい看護婦は，その管理下にある患者に基準以下の看護しか与えられないことになる．

　管理機関の見通しに基づいて，問題と考えられるかもしれないもう1つの論点は，プライマリ・ケア看護婦は他の如何なる型の看護よりも多くの命令を与え，その結果，業務を増加させる必要を起こすということである．

　プライマリ・ケアの指定は，看護婦—患者間の密接な関係を通して看護の質を高めるよう考えられたものであり，そのような関係の中で看護婦は保健に関する問題を確認し，解決する権限を有している．プライマリ・ケア組織は，班員たちがプライマリ・ケア看護婦の指導から裨益されることがあるにもかかわらず，班員の間に不満感を発生させることがあり，これはプライマリ・ケア看護婦の不満よりもむしろ多い．班員は自分たちの役割が二次的のものであって，

プライマリ・ケア看護婦の任務ほど重要なものではないと感じるのかもしれない.

　要するにプライマリ・ケアは，ほとんどの権威者が最適看護を与える優れた方法と考えている．しかしこの指定方式の成否は，この組織の支持と，プライマリ・ケア看護婦の慎重な選択に大きく依存している.

看護班員の養成

■ **免許取得準看護婦，及び各種資格正看護婦 (associate degree-, diploma-, baccalaureate degree-nurse) 間の能力の相違はどのように描かれるか？**

　意見は一致していない．しかし看護婦を養成する教育機関はすべて，その卒業生が患者の身体に関して必要な看護ができることを期待していることは明らかであり，また何れも心理的に必要とされるものもある程度は考慮されているという点で一致している．以下は種々の看護婦養成課程の卒業生に期待される役割と働きを述べたものである.

免許取得準看護婦(LPN, Licensed Practical Nurse, 又は LVN, Licensed Vocational Nurse)

　免許取得準看護婦 (LPN 又は LVN) は，

1. 医師又は正看護婦の監督のもとに簡単な看護状況にある患者に看護を与える．それより複雑な状況では，準看護婦は観察，報告，記録を行うことで看護計画，実施，評価に関与する.
2. 患者の親族との接触を通して，雇用保健機関の効率を高め，患者看護にかかわるすべての班員との共同的努力を育て，また公共の資金や関係を利用して一般の人々が保健業務を一層理解できるようにする.

(アメリカ看護婦協会の管理委員会によって採択された免許取得準看護婦の働きに関する報告，1970年1月，より転載).

準学士課程 (AA, RN, Associated in arts degree program)

　準学士課程の目指す目標は，管理責任をとるような養成はされないが，卒業時，質の高い看護が十分できる看護婦を養成することである．準学士課程の終

了した時点で，卒業生は経験豊富な職業看護婦の監督下に，ある程度は独立して働くことができなければならない．準学士課程卒業生は，看護という職業の中で自ら成長していくという責任をとることができるように養成される．したがってこの課程を終えた看護婦は，

1. 医師の治療計画の実施（例えば投薬）に関与して，患者看護に直接かかわる看護業務を行う.
2. 看護判断を必要とする看護状況で直接患者看護を行い，それより高度の専門看護知識が要求される状況を認定する.
3. 準学士課程の全教程で授けられた看護原理の知識を応用して患者看護を行う.
4. 看護班の一員として働き，またその場合自分より教育と経験の少ない他の班員を指導する.
5. 保健に関する指導を患者が求めていることを認識し，指導の実践行動をとる.

(The Curriculum Content Committee of the Associate Degree Seminar of the Western Council on Higher Education for Nursing—1967 年承認—によって作成された課程から転載).

学士資格課程 Diploma program (certificate RN)

学士資格課程の卒業生は，

1. 病院及び同等の共同施設で一般看護婦として働く.
2. 患者に看護を行い，個々の患者，患者群のための治療，リハビリテーション，予防活動に従事する.

(特別委員会により作成され，National League of Nursing Council of Diploma Programs により 1971 年 5 月に採択された課程より転載).

ある州は学士資格課程は，学生に associate of arts 又は bachelor of science の資格を取得せしめる更に高い教育機関と関連をもたねばならないという規制を含めている．1 例は1975 年のカリフォルニア州の修正案である.

■AA，RN 課程の指針の中で，指導力養成は明示されていない．これは現実的であろうか？

この理念がある看護婦教育者にとって実際的でないと思われても，現実の状況は，正看護婦養成課程の卒業生のほとんどが指導者として働くことを期待さ

れていることを知るに違いないということである．1977年，ある州の看護婦業務法は，免許取得の必要条件として指導力の養成を含めた．そのような養成は法規で命令されているわけではないが，もしも養成課程が指導理論と実地訓練を含んでいなければ，RN課程の卒業生は，自らが厳しい状況におかれることを知るであろう．

学士課程 (Baccalaureate degree program, BS, RN)

　学士課程の卒業生は，全保健看護系の中で個人，集団の健康を維持，促進する，重要で躍進的な看護業務を与えるように教育されている．この看護過程を利用すれば，知的な，相互的な，専門的技術を高度に身につけることができる．

　学士課程委員会(The Council of Baccalaureate and Higher Degree Programs, CBHDP) は，看護の学士課程卒業生は次のことができるべきことを提案している(1975)．

1. 健康状態と体力を評価する．患者個人，家族，地域社会の人々と協力して看護を計画し，実施し，評価する．
2. 身体及び行動の科学の理論的，経験的知識と人間性とを，看護活動の決断の原動力として利用する．
3. 包括的な看護目標を達成するための看護計画，構想，介入を決定する際，決断の理論にしたがう．
4. 仮説の検定として看護介入を利用する．種々の結果を予測して予報する．二者択一的方法の効果を選択，評価する．
5. 看護介入とその結果に対し，個人的責任，責務をとる．
6. 看護科学を向上，拡張するデータを集める手段として，看護業務を利用する．
7. 市民や総合保健班の同僚たちと協力，調整，相談し合い，すべての人々の健康と福祉に対する責任を分かち合う．
8. 保健看護の改善のため，変更の実施を支援する．
9. 看護婦の現在及び将来の任務を理解する．

■各種の看護課程卒業生の間に，明確な役割の相違が存在するのか？

　どの教育課程も専門能力と技術を強調している．何れも思考と判断の次元を加えている．責任の筋道はすべての声明に必ず見い出される．しかし，大きな弱点は指導の分野における明瞭な役割の記述がみられないことである．この役

割分担は，看護教育がその目的，すなわち保健看護業務に従事するためのあらゆる段階の看護婦を養成するという目的を達成するよりも先に行われなければならない．

■看護職は如何にしてふえ続ける看護婦の類別や種々の教育課程に対処し得るか？

看護職は，看護婦の類別と様々な看護教育課程の問題に対処するには援助が必要であることを認めている．この事実の認識の上に，アメリカ看護婦協会と全国看護連盟は 1967 年，全国的看護研究のための独立委員会設置に向かって活動を推進した．その成果は 1970 年 McGraw-Hill 社から発行された活動要項 *An Abstract for Action* の中で委員長の J. P. Lysaught により述べられている．

委員会は，その努力で患者看護の定義の明確化，改善を助け，看護婦の更に効果的な活用に導かれることを希望した 3 つの大きな問題が討議された．

1. 看護の役割と働き
2. 看護教育
3. 看護経歴

委員会の意図は，看護の進展が行われることを願い，看護婦の刺激となり指針を提供することであった．

■どのような指針が必要とされるか？

1. 職業看護婦は，自分たちがどういうもので，どういう方面に進んで行くのか，という問題をしっかり把握しなければならない．
2. 職業看護婦は，あらゆる施設においてすべての人々に質の高い保健看護を与える用意がなければならない．
3. 職業看護婦は，保健業務が行われる領域ではどこでも，看護指導の任務を引き受ける準備がなければならない．
4. 職業看護婦は，保健班のすべての班員と共同して努力しなければならない．
5. 職業看護婦は，業務拡大に進んで，しかも常に備えていなければならない．

6.　職業看護婦は，看護の主張を前進させるため，企画委員会に役立つ機会を
　　積極的に求めるようでなければならない．

■看護婦の拡大された役割がこの像にどう適合するか？

　正看護婦の新しい役割は，保健看護実践系において特別の知識の基盤をもち，
各種技術と職業間の役割関係にあって異なる地位をもった看護内の明確な分野
を形成している．この拡大任務の大きな目的は，看護の質の管理と患者の保護
である．

　看護婦，非専門者，医学関係者の努力によって，立法者たちは正看護婦と医
師との間には重複する業務があることをますます認識するようになる．したが
って医師の業務にまで拡大し，重複する看護業務に対する基準政策と原案を要
求する法律が発効された．

　看護教育に関する委員会の1972年2月の会議で，学士課程の卒業生は，正
看護婦として働く能力を具備するべきことが決定された．1971年の看護婦養成
法を説明する目的で，"正看護婦(nurse practitioner)"という語は，次の責任に
まで及ぶ拡大任務を果たす登録看護婦としての能力を与える教育課程を終了し
た人とされている．

1.　健康歴を聴取すること．
2.　健康-疾患状態を査定すること．
3.　人を保健看護系に入れること．
4.　診断と治療過程で，障害され，虚弱となり，病んでいる人々を支持，支援すること．
5.　確立されている順序で，急，慢性疾患患者のための医療法を管理すること．
6.　良好状態及び最大機能となるように回復患者を援助する．
7.　健康と疾患について人に教え，相談に応じること．
8.　正常な妊婦の養生法の監督と管理．

　プライマリ・ケア看護としての正看護婦の教育のめのた指針は，HEW に
よって現在考案中である（1977年）．その指針は，プライマリ・ケア看護婦の
業務と実践の範囲を詳述する目的に関するものである．現在，作業課程は次の
ものを含まなければならないが，それだけに限定されるべきではないというこ

とで意見が一致している.

1. プライマリ・ケア看護婦としての任務の発展.
2. 病歴をとり，情報を集める系統的な方法を可能にするため，患者と家族に連絡する看護婦の能力を拡大するためのコミュニケーション，面接技術.
3. 記述された人々又は家族の動態，及び保健指導と患者教育を目的とする相談.
4. 患者，家族各人，家族と社会間の相互作用に影響する諸因子を確認するのに必要な相談.
5. 疾患の急性，慢性相を通して疾患の防御と，健康維持.
6. 正常な解剖と生理的過程に重点を置いた解剖学，生理学，病態生理学; 成長と発育; 通常の疾患過程の理解に焦点を置き，正常及び異常所見の解釈において理学的検査の実施に主題を適用する.
7. 保健看護実施者が利用できる広い範囲の資金で賄われる地方財源と保健業務供給組織.
8. 通常の健康障害の診断と治療を強調した臨床治療，手段，方法，養生法，治療の結果の評価，患者の状態の認識と評価，特殊な経過についての患者教育及び相談などが含まれる.
9. 全課程を通じて，医師と正看護婦の教育指導下で監督される臨床実習を行う際の臨床監督と教育指導.
10. 医師及びその他の保健看護業務者との役割の再調整と協力的役割の設定.

■専門看護婦又は正看護婦の養成課程はどのように行われ，また認識されるべきか？

正看護婦及びプライマリ・ケア看護婦の概念が発達して以来，あらゆる種類，あらゆる長さの課程が全国的に広がった. その結果，専門看護婦や正看護婦を僅か3か月で養成するという学校から，規準や資格認定の恩典もなく2年半もかかる学校までが現われている.

看護婦養成の資格課程は活動し続け，社会的要求に合わせて供給拡大を続け

ている．看護婦全国同盟は，資格認定の努力を続けながら，要求の意識とその要求を満たす方法として学士課程やそれ以上の高い課程を探索している．

あらゆる部類の専門家やプライマリ・ケア看護婦を養成する課程は，正式の教科課程 (curriculum) を必要とし，プライマリ・ケア専門家を養成するための教育課程を発展させた高度の教育機関の中に含められるか，それと連携をもつべきである．教科課程の企画と遂行は看護婦，医師，及び学習に責任をもつ公衆保健部門が加わって発展させるべきである．その課程は，看護及び医学の合同課程主任をもち，指導的，臨床的分野での特殊能力に向けられ，卒業生の実践展開の運営計画をもった，明確に規定された教科課程を含まなければならない．

養成される看護婦は，登録看護婦として実地の経験をもった人々であることが望ましい．しかし，プライマリ・ケア看護婦の活動範囲と業務が次第に規定されてきたので，教科課程のある部分は基礎学士教育課程に統合されると予想される．

アメリカ看護婦協会は，成人及び家庭の看護婦のための国家認定試験を発展させて，現在，小児科，産婦人科，内外科看護のような，ある実地領域での優秀性認定試験を行っている．目下のところ看護のすべての型に利用されるものではないにしても，やがてはそうなるであろう．このような認定試験は，別の州で臨床看護婦，正看護婦の基準設定に際して規制委員会が利用することを考慮するよう勧告されている．

米国下院で作られた最近の法案は，教育と特別計画のための基金利用について，正看護婦に特に言及している．HEW の特別委員会による 1976 年の勧告は，正看護婦課程が少なくとも 1 学年以上の十分に企画された教育と実習を与えるというものである．

ニューヨークの看護婦の有力なグループは，80 年代の中頃までに看護婦養成課程を 2 つのコース，すなわち学士 (baccalaureate) と準学士 (associate degree) 課程だけにするという提案をして，波紋を巻き起こしている．この運動は，急速に拡大する役割の中で十分に仕事のできる看護婦を養成することによって，

時勢の変化に対応しようとする切実な要求から生まれたものである．すでにこの運動の反対者が動き始めている．読者は事態を注視し，変化の渦中に立つことを余儀なくされるであろう．

文　献

Annas, G., and Healey, J.: The patient rights advocate, J. Nurs. Admin. **4**(3):25-31, 1974.

Battistella, R.: The right to adequate health care, Nurs. Digest **4**(1):12-18, 1976.

Bergman, R.: Nursing manpower: issues and trends, J. Nurs. Admin. **5**(4): 21-25, 1975.

Bowman, R., and Culpepper, R.: National health insurance: some of the issues, Am. J. Nurs. **75**(11):2017-2021, 1975.

Bullough, B., and Sparks, C.: Baccalaureate vs. associate degree nurses: the care-cure dichotomy, Nurs. Outlook **23**(11):638-692, 1975.

Cassidy, J.: The advanced nursing practitioner, J. Nurs. Admin. **5**(6):40-42, 1975.

Christman, L.: Where are we going today? J. Nurs. Admin. **6**(2):15-16, 1976.

Commager, H.: A declaration of interdependence, Today's Education **65**(2): 86-87, 1976.

Davis, M., Kramer, M., and Strauss, A.: Nurses in practice: a perspective on work environments, St. Louis, 1975, The C. V. Mosby Co.

Douglass, L., and Bevis, E.: Nursing leadership in action: principles and application to staff situations in action, ed. 2, St. Louis, 1974, The C. V. Mosby Co., pp. 116-122.

Germain, A.: What makes team nursing tick? J. Nurs. Admin. **1**(4):46-49, 1971.

Hershey, N.: Expanded roles for professional nurses, J. Nurs. Admin. **4**(6):30-33, 1973.

Kelly, L.: Dimensions of professional nursing, ed. 3, New York, 1975, Macmillan Publishing Co.

Kelly, L.: The patient's right to know, Nurs. Outlook **24**(1):33-37, 1976.

Linn, L., and Linn, S.: Expectation vs. realization in the nurse practitioner role, Nurs. Outlook **23**(3):166-171, 1975.

Marram, G., Schlegel, M., and Bevis, E.: Primary nursing: a model for individualized care, St. Louis, 1974, The C. V. Mosby Co.

Montag, M.: Where is nursing going? New York, 1975, N.L.N., pub. no. 23-1585.

Mullane, M.: Nursing care and the political arena, Nurs. Outlook **23**(11):699-701, 1975.

The nurse practitioner: preparation and practice, Nurs. Outlook **22**(2):entire publication, 1974.

Ozimek, D., and Yura, H.: Who is the nurse practitioner? New York, 1975, N.L.N., pub. no. 15-1555, 4 pp.

Pierce, S., and Thompson, D.: Changing practice: by choice rather than chance, J. Nurs. Admin. **6**(2):33-39, 1976.

Tannenbaum, R., Weschler, I., and Massarik, F.: Leadership and organization: a behavioral science approach, New York, 1961, McGraw-Hill Book Co.

第2章

指導の特性と方法

　この章の目的は，対社会的作業としての指導の特性と方法を研究することである．指導は常に変化してやまない社会的要求に応答するものであるからである．現代の著名な社会学者，Warren G. Bennis は1966年，官僚主義的統制は衰微しつつあり，管理の価値に変化を来しながら人間主義的，民主主義的実践の方向に向かって動いていくであろうと予測した．機構変化の全般的な傾向は奉仕的業務と専門的機構形成の方向にあるというのが彼の見解である．そして，保健業務者が自らの指導の特性と形態を再吟味し，異なった条件下での指導の方法を考慮すること，更に一歩でも前進するために管理作業に対処する新しい道を探すことを強く提言した．彼の予測は正しいことが実証され，速やかにその提言に留意する必要が生まれた．

　本章は，看護婦指導者に，自己，他人，及び相互依存の研究に極めて価値あるものと考えられる深い知識を授けるように配慮した．本資料は，看護実践の確固とした原則を作り，かつ適用するための基準枠を与える条件，環境，行動に対して学生が専念するための助けとなると思う．

■指導者にはっきりとした特有の性格があるか？

　指導についての長年にわたる研究も，指導者に直結した一定の個性特性や素質を発見することはできなかった．しかし，1つの結論が得られている．ある型の人は他の人よりも指導者としてすぐれているが，それはある状況に限って

の話である．指導とは，様々な人々，時間，場所に対し，様々な様式で反応する強，弱の合成物である．ある型の集団の中で指導者となることが証明された人々が，他の集団においてはそうでなかった，ということが発見されている．作業関係の理想は，正に構成員の間の能力の配分を可能にすることである．いかなる人もスーパーマンである必要はない．ある人のある領域における短所は他の人の長所により代償することができる．

　現在，研究は，指導者をその個人的素質や特性によるのではなく，様々な状況を扱う際の熟練度の種類（対社会的処理）によって識別しようとする方向に多く動いている．社会的状況内の処理に関連した特性は，広い範囲の脱人格化というかなり伝統的な実践から，人格の維持と育成という人間尊重の方法に向かって考察されて行くであろう．

■現在の看護婦人口の変因は何か？

　アメリカ看護婦協会は，定期刊行物 The Nation's Nurses Inventory of Registered Nurses（正看護婦の全国看護婦明細）により，看護婦の人的資源の極めて包括的な調査を発表している．連邦政府と州看護委員会の援助で，次のような内容が示された．約150万の免許取得正看護婦がおり，うち約100万は看護活動をしている．これらの仕事の約85％は全日又はパートタイムである．中間年齢は38歳で，看護人は圧倒的に女性である．男性は全国看護人の約2％に過ぎない．大部分の看護婦（約89％）は既婚である．25歳以下の既婚看護婦では通常，就業率が高いが，子供を持ち，育てている25歳から34歳の間では急激に低下している．35歳から49歳になると，就業看護婦数は増加する．

　カリフォルニア看護婦協会 California Nurses' Association によって行われた看護分野の少数人種の研究（"Minorities In Nursing," CNA, 1973年1月）は，全国で実際に活動している登録正看護婦のうち，ごく僅かの％が少数人種であることを明らかにしている．例えば黒人は全人口の11.2％を占めるが看護婦での比率は僅か3.6％であり，Chicanos(原住民)，日本人，中国人，アメリカインディアン，フィリッピン人でも同様な低率である．

■新しく免許を取得した看護婦の全体的特性は？

　保健教育福祉省(DHEW) は新しく雇用された看護婦について研究を行った ("Evaluation of Employment Opportunities for Newly Licensed Nurses", DHEW〔Hra〕, 1975年5月). それによると，調査されたもののうち3人に2人は25歳以下であり，大部分は女性であり，半数は既婚であり，13％は自ら育てている6歳以下の子供をもつことがわかった. 看護教育課程の種類を異にすることによってそれらの卒業生はかなり種類を異にする一方，学士資格課程 (diploma program) 卒業生と学士課程(baccalaureate program) 卒業生の特徴にある類似性があるように思われる. この両者の看護婦は大部分が独身のようであり，家庭の責任を負っていない. 他方，準学士課程 (associate degree) の卒業生は年齢が高く，結婚して家庭的責任も負っているようである.

　一般に正看護婦の養成課程は，準学士課程 associate degree program では2年，学士資格課程 diploma program では2〜3年，学士課程 baccalaureate program では4〜5年である. このような課程間の相違は，異なった型の卒業生を送り出す結果となる. その差異は個人的特性という点だけでなく，職業歴，進路，そしてある程度は生涯における地位に影響してくる.

　新しく免許を得た看護婦のうち81％は，希望する病院に就職できるということが判明した. この選択はいくつかの因子によって影響されていた. (1)病院は新しく免許を取得した看護婦の主な募集者である. (2)看護婦は特殊な専門分野を選ぶ前に，広範囲の経験を得るため病院で最初の仕事をすることを望んでいる. (3)病院雇傭は，新しく免許を得た看護婦が養成課程での経験で学んだものを実践に移すことができるようになる半管理的環境を与える.

　看護婦の数，及びその特性の変動因子を知ることは，特殊な労働環境内部の社会的相互作用の性格を知る上にある意義をもつものと考えられる.

■指導における "社交的扱い" という語の説明

　指導は，単に指導者の個人的素質から生まれるものではなく，社交的扱い (social transaction) となる相互交流過程に深く関与するものである. この過程

において指導者は行動を起こし，指導要綱を与え，相談に応じて指導する人々に対して責任をとり，自らの分野での能力を提示する．指導は時に指導する権威を伴って正式のこともあり，拘束のない非公式のこともある．社交的雰囲気が暖かく許容的であるときは，班員は積極的に従いやすく，社交的扱い，つまり指導者と指導される者の間の活動を快適にし，目標達成に導くことになる．環境が権威的，威圧的であるときは，働く人々は指導を受け入れなくなる傾向があり，進展を阻害し，それによって成果を遅らせる．

■指導における社交的扱いの過程を促進するために，看護婦は何をなすべきか？

看護指導者は保健につながる目標の達成に向かって個人，集団，家族，あるいは.地域社会を動きやすくさせることによって社交的扱いを増進する.看護婦は，

1. 組織的機構（権威的，参加的，又はその中間）にあって看護婦の役割を決定する．

2. 指導任務に必要とされる特性，価値，知識，技能を確認する（任務指向的，成長規制的ではなく，患者中心的，成長促進的）．

3. 看護業務を可動化，指導，調整，制御するのに有用な系（機能別，チーム，1対1，プライマリ・ケア）を作る指導理論を組み立てる．

4. 患者の権利を拡張させる処置をとる（患者や家族の保健実践基準を明らかにし，内在する危険を確認し，患者に良識ある選択をさせるようにする）．

5. 個人的，共同的に指導する集団の活力を唱え，集団の価値，理想，誇りを強調する．

6. より高い権威へと指導する集団の代表となり（要求，反応，提案を適当な機関に持ち込む），班員間の集団的調和がとれるようにする．

7. 指導する集団の行動に責任，責務をとり，班のために尽力する．

8. 保健看護に影響するような傾向の発現を調べる（傾向が発現した場合，適応する必要を認識することに指導性を発揮する）．

ここで確認された指導における社交的扱いの効用は，指導者がおり，積極的

追従者がいる状況では，どんな場合にも見られるものである．重点の置きどころ違いは，指導方法の選択，組織の特性，班員の組成において明らかにされる．

■指導看護婦はこれらの働きが特殊な作業状況でいかに重要であるかをどのようにして知るか？

看護婦にとって極めて重要であると考えられることは，雇用者が重要と考えられるものと非常に異なっていることがある．したがって，ある地位につくに当たって，機構（雇用者）が重要と考えていることを知ることは大切である．個人と同じく，機構もそこで働く人々の行動に避け難い影響を与える評価基準と伝統をもっている．ある機構にとって新入者である指導者は，ある種の行動が是認される一方，他の行動は否認されることが直ぐに分かる．また一般に是認されていることからひどく逸脱することは，自分に問題を惹起する傾向のものであることも分かってくる．

評価と期待は仕事の内容，施策の手引きを通して，また口頭によって知らされる．機構は通常，雇用する指導者に基準枠を示している．例えばある機構は活動的で，決断力と説得力をもち，創造性に富む指導者を欲し，他の機構は上部からの指令によって仕事が行われることに重点を置いている．

仕事の効率は，指導者と上司並びに共に働く人々との関係に依存する．もし機構の要求との間に重大な食い違いがあることが分かったならば（その最も一般的なものは，質の高い看護を確保するために十分な訓練を受けた人を得なかったことである），対応又は変更措置がとられるか，又はその看護婦は別の所に行くよう勧告されなければならなくなる．

■指導者の任務を実行する自由な権限が与えられたとき，その任務を果たす方法は？

指導の奏効は指導される人々が次のようであることを前提としている．(1)指導者を信頼，尊敬している．(2)指導者が目標を達成できることを信じてい

る．(3)なすべきことについて明確な指示が受けられる．(4)求められるものを達成する手段（技術，知識，器具，時間，エネルギー）をもっている．(5)行われる仕事がある程度，自分達の利益，評価基準と一致すると認めている．(6)課せられた作業が雇用機関の業務と一致しているものと信じている．

したがって，指導とはその班に影響を与え，目標を設定し，達成に向かわせる過程である．要は弾力的，適応的構造をもち，班員の技術，知識，才能を活用し，相互の目標，開放性，及び信頼を保持し，班の全活動を通じて相互的満足を与える協力的な環境を築くことである．

■看護の場に関連した指導方法と行動の例は？

ある人々は強力な指導を要求する．このような人々は権威的な指導者を好むが，他方協力的努力が原則とされるところでは，それよりも民主的な型の指導が求められる．もともと権威的なやり方に接していた人々は，指導者中心の班にいる方が安心していられるといわれている．このような人々は，指導的地位が明確にされていて，地位の心地よさがすべて守られていることを望んでいる．同様に参加的環境を経験した人々は，個性や創造性を発揮できるある程度の自由があるような民主的運営形式を好む傾向がある．指導者がなさなければならないことは，班の特定の人がもっている要求の種類に気づき，したがって指導行為をそれに適応させること，又は班員を組織に適応させるようにする道を見い出すこと，などがある．

権威的方法

権威的方法は自己啓示（self-revelation）の独裁的概念を増進させる．各人は任命された独裁的な人物によって支配され，その人の意見が最終的なものとなる．この環境は個人を価値と尊厳をもった人間として認める余地をほとんど残していない．業務は割当てられ，仕事は誤りや疑問を許されず完璧になされなければならない．威嚇と処罰のような強制的な方法がよくとられる．

■あなたは権威的特性を厳密にどのように表現するか？

　規則と服従を主張する．彼は危険を避ける．すべてのものは正しいか誤りかの何れかであるとする．"それは気の毒だが，規則は規則であり，私は一切の例外はつくらないつもりだ"．彼は真に自分を信用していないので，壁と規則で自らを守ろうとする．このような人は自分にも他人にも外見と仕事の完全性を要求する．

　自分以外の誰にも信頼を寄せない．彼は助言を求めず，彼の意見の反対に対して寛大ではない．"その仕事をするのにあなたが6つの方法を考え出したとしても，私は意に解さない．あなたは私の方法でやればいいのだ！"．この人は自らを信頼してくれる人を過去に持ったことがなかったためにこのようになったのであり，また彼は他の方法を全く知らないのである．

　彼がそれをしなければ価値あるものは何も発生しないと信じている．彼は何をなす必要があるかを考えることに孤独な長い時間を費している．たびたびこまごました命令を与え，物ごとを起こすことを強制する．

　彼は他の人を絶えず監視しなければならないと思っている．彼は一度にあらゆる場所にいるわけにいかないので，状況に対して偏見をもっている．班員は自分たちが信頼されないため彼を憎むようになる．いつも何か悪いことが起こるのではないかと気遣い，それが起こっていないことを自ら見なければ納まらない．

　人々を道具として使う．彼は非人格的，非人間的で，親切ぶり，恩きせがましい．"そこにいる人，名前は何というのか知らないが，この仕事をやっておくように"．彼は他人に対して偏見をもっている．

　通常，孤独で敵対的である．彼はコーヒーや昼食の時間（もし彼がそれをとるとして）を独りで過ごす．職員は久しく自分たちの自由時間を彼と過ごすことを断念している．彼は自分が仕事に対する知識と能力をもつことを確信していない．他人とよい関係をもつことができず，彼は内向的にくよくよ考える．"彼等は私の人生をみじめなものにするために今何を考えているのだろうか．彼等は私が何でも知っているとは思っていない"．

　自己及び他人の個人感覚を否定する．彼は不安なときには，通常，横柄で命

令的になって大げさに振舞う．情動を弱さのしるしであると信じ，それを力で乗り越えようと試みる．臨終の患者に付添っていた班員の涙を目撃すると怒っていう．"あなたは涙の看護婦になるよりほかのことはできないのですか．これが人生というものです！　泣いてどうなる．さあ自分の仕事に戻ってつまらないことは忘れなさい！"彼は心の内では悩んでいる．

　独創性と創造性を欠いている．この人は絶えず規定基準から外れないように努力している．彼には完全であることが必要であって，仕事の手を広げることを恐れている．現状維持の態度が優先する．"ここまで仕事は進んだ．今，変更する必要は何もない"．

放任的 (laissez-faire) 方法

　放任的方法は英語で"飽き飽きした仕事 weary doing"と翻訳すると最もよく表わされる．その一般的環境は，指示や統制を故意に欠いた許容性のものである．各人は，中央的権威なしにそれぞれ適当と考えるように行動することが許される．この"気の抜けた(wishy-washy)"組織にうんざりして，班員たちは合理的な期待が持てないと考え，欲求不満，敵意，怒りを現わすようになる．

■典型的な放任性の特徴

　機構，統制を嫌う．このような人は，規則や規制の基準の設定に消極的である．そのようなものは彼の性格にそぐわないと信じている．彼は外見，行動において無精になりやすい．この人物は仕事を好まない場合には，遅刻するか，全く姿を見せない．"今日は来る気がしなかったから来なかった．減給処分を受けても止むを得ない．気にしないさ"．

　自分にも他人にも許容的である．自分も他の人も，したいと思うことをする権利があると信じている．自分の意見を尋ねられると，"あなたが最も良いと思うことをなさい"と答える．彼は自分自身の業務を選ぶことが好きである．"私はこの仕事をするが，他のことは知らない．私に関係ない！"彼は他人に対しても無批判であり，その人の現状をそのまま受け入れ，相互の関係を期待している．平素は人づきあいがよく，暖かく，協力的である．

民主的方法

民主的方法の雰囲気は，個人の意図の調査，発見に都合がよい．指導者は構成員によって選出され，相互の認容と信頼がある．この過程は変化と発展の自由がみられる環境である．個人の興味の発達がみられる．人々は自分の感情と思想，及び他の人の感情と思想がともに重要であることを感じている．各人は十分に機能できる人になるよう援助される．個人的満足が報酬につながる．

■民主的方法ではどのような個性が最もよく働けるか？

これに対する答は難しい．同じ人は2人といないし，また，不変の環境も存在しないからである．しかし本来民主的である人にみられるものについては，心理学と教育の分野の多くの研究者間に共通概念がある．十二分に機能を発揮している人は，自己について健全な考え方をしているに違いない，という点で意見が一致している．このような見通しからすると，このような人は参加的環境の中で育って行く個性を伸ばし続けることができる．自己についての健全な見解とは，次のようなものである．

肯定的な自己像．彼は自己の価値と尊厳を確信し，自尊心をもっている．他の人から好まれ，必要とされ，価値を認められていることを感じている．彼は人間の基本的必然性を満足させるために働く．このことは，彼が自らを完全であるとか，又は自分の望むことは何でもできるものとして考えているということを意味しない．彼は自らの背景や経験からみて自分に能力があると考える．彼は自ら（も他人も）が，好まれる外見を呈することを望んでいる．

他人に対する肯定的見方．この性格は自己信頼から直接発達する性質である．彼は他人を支援することの価値を信じている．そして人々と共にあることを望み，他人に開放的で，しかも緊密な接触を保とうとする．つまり広く深く一体化しようとする．彼は堅さと偽りによって妨害されない．偏見なく人々の肯定的な面を見ようとする．

他人の中に自分の利害関係を考える．この人は他人との接触に自由闊達である．この親近性によって彼は人々が基本的に同じであり，相互依存的関係が必

要であることを知るようになる．他人との有意義な接触は，相互愛，相互信頼，相互の敬意，共通目標の達成に向かう作業に基づいていることがわかる．

　自分を1人の人物に成長すると考える．彼は未来に対して楽観的である．彼は内面的に見て，彼が見るものを好む．したがって自らの目を外面的に転じて他人及び環境を見つめることも自由である．保護し，認容し，勇気づける環境を求めようとする．彼はいつも希望に満ちている．彼はもし明日に希望がなければ，今日には意味がないと信じている．彼は各人がよくなるように自分及び他人を成長させることの価値を考える．彼は満足を与える経験と相互関係を選ぶ．彼は変化と多様な経験を喜ぶ．時間を効果的に使う必要性を感じており，自分ひとりではそれができないことを知っている．経験を通じて自信と成長を得，目的達成の可能性を感じる．彼はまた過失の意義を考える．失敗は不可避であり，そこから利益を得ることができるのを知っている．

　自己の価値を伸展，保持する．このような人は，価値が生きて行く生活から生じるものであることを知っている．健康な人は，他の人々を自分自身の価値を高めるために不可欠なものと考え，人々の福祉に関係のある価値を発達させる．彼は他人の価値を認め，受容することは尊厳，愛，信頼と同等のものであることを認識している．

　自分の創造的能力を信じる．彼は変化する環境条件のもとで適応，生存の領域を超えて活動する．経験は通常，鋭い知覚的，統合的，創造的観点から考察される．

　このような人は新しい経験に対して開放的，受容的である．彼は自分の考え方を考えるのをためらわず，できるだけ深く自分の内部に向かうことを恐れない．ある著名な心理学者は，"ふつうの人々が彼等自身の内部で進行する過程をもっと信頼し，自身の感じを感じるよう努めるにつれて，自己の分野で重要な，創造的な存在となる"と物語っている．彼等はその内部に発見する価値によって生き，また独特な方法で自己を表現している．

　もちろん，別に述べた通り，上記の条件と行動のすべてがどんな場合でも明瞭であり，作動しているわけではない．しかし以上3種の方法と個性は，それ

民主的，権威的，放任的方法の比較要約

民　主　的	権　威　的	放　任　的
開　放　的	防　御　的	開　放　的
促　進　的	制　限　的	許　容　的
自　由　的	強　制　的	放　棄　的
激　励　的	落　胆　的	欲求不満的
受　容　的	拒　否　的	受容的，拒否的
多　　様	同　　一	相　　異
平　等	不　平　等	平　　等
参　加　的	個　人　的	参加的，個人的
信　頼　的	恐　怖　的	無　関　心
利用可能	不断の監視	利用可能，不能
激　励	強　制	方針欠如
選択の自由	服　従	選択の自由
協　力	競　争	混　乱
機　会	搾　取	無統制的
挑　戦	威　嚇	許　容　的
認　識	賞　讃	受　容
自己規律	罰	怠　惰　な
満　足	報　酬	受　容

それの部類の内部においては通常，ほとんど一貫している．

■上記の何れの方法又は個性が看護において最善の働きをするか？

　看護業務は，相互に作用する要素の複合体である．上記の3種の部類は，相互背反性のものではなく，したがってただ1種の型だけが単独に実施されることはない．個人は常に不変のままではあり得ないし，またその環境も同じままではない．個人についても，彼が"常に親切"であるとか，"常に創造的"であるということはできない．天候は常に"穏やか"であることも"嵐"であることもない．人間の流動性を最もよく描いているのはトルストイ（Leo Tolstoy）であろう．

　最も広く流布されている迷信の1つは，誰もが自分自身の特別な，はっきりした性質をもつということ，すなわちある人が親切，残酷，賢明，愚か，精力的，無感動的……であるということである．人間はそんなものではない．人々は河のようなものである．

水はどの河でも同じであり，全体としても似ている．しかしどの河でも，ここでは狭く，あちらでは流れが速く，こちらでは遅く，あちらでは河幅が広く，時に澄み，時に冷たく，時に濁り，時に温かい．これは人間と同じである．どの人も自分の中に人としてのあらゆる素質の芽を持っている．ある時はある芽が現われ，ある時は別の芽が現われて，人は同じ人間でありながら自分らしくなくなることが珍しくない．

指導には種々な型があるが，完全な独裁的指導から，完全な許容的民主的指導に至るまで連続している．この連続性にも，特に構成員が広い範囲にある場合には，段階がみられる．効率的な指導者は，質の高い看護の管理が被雇用者の発意や成長の促進により最もよく達成されるものであり，民主的，参加的作業の方向に傾くであろうことを知っている．

文　献

Bernzwerg, E.: The nurses' liability for malpractice, New York, 1975, McGraw-Hill Book Co., pp. 3-65.

Brown, R.: Judgment in administration, New York, 1974, McGraw-Hill Book Co.

Chusty, T.: Portrait of a leader: Sophia F. Palmer, Nurs. Outlook **23**(12): 746-751, 1975.

del Bueno, D.: The cost of competency, J. Nurs. Admin. **5**(8):16-17, 1975.

DiVincenti, M.: Administering nursing service, Boston, 1972, Little, Brown, and Co.

Donovan, T.: Leadership dynamics, J. Nurs. Admin. **5**(7):32-35, 1975.

Douglass, L., and Bevis, E.: Nursing leadership in action: principles and application to staff situations, ed. 2, St. Louis, 1974, The C. V. Mosby Co., pp. 178-200.

Felton, G., Frevert, E., Galligan, K., Neill, M., and Williams, L.: Pathway to accountability: implementation of a quality assurance program, J. Nurs. Admin. **6**(1):20-24, 1976.

Graves, H.: Survival in the system, J. Nurs. Admin. **3**(4):26-31, 1973.

Hall, C., and Gardner, L.: Theories of personality, New York, 1970, John Wiley & Sons.

Johnson, K., and Zimmerman, M.: Peer review in a health department (evaluation of relationships and leadership potential), Am. J. Nurs. **75**(4):618-619, 1975.

Johnson, N.: The professional-bureaucratic conflict, J. Nurs. Admin. **1**(3): 31-39, 1971.

Kelly, L.: Dimensions of professional nursing, ed. 3, New York, 1975, Macmillan Publishing Co., pp. 98-164; 332-409.

Kelly, W.: Psychological prediction of leadership in nursing, Nurs. Research **23**(2):38-42, 1974.

Lasca, Sr.: Motivation, evaluation and leadership, J. Nurs. Admin. **2**(5):17-21, 1972.

Maas, M., Specht, J., and Jacox, A.: Nurse autonomy—reality not rhetoric, Am. J. Nurs. **75**(12):2201-2208, 1975.

Merton, R.: Judgment in administration, New York, 1966, McGraw-Hill Book Co.

Meserve, H.: Mental health and public leadership, Nurs. Digest Jul.-Aug., pp. 46-47, 1975.

Stone, S., Berger, M., Elhart, D., Firsich, S., and Jordan, S.: Management for nurses: a multidisciplinary approach, St. Louis, 1976, The C. V. Mosby Co., pp. 13-33; 97-127.

第3章

効果的な看護指導に必要なもの

■効果的な看護指導に必要なものは何か？

　今日の看護における専門看護婦は，管理技術を必要とする業務の洪水に見舞われている．保健業務が急速に拡大しそれにかかわる人も多様となったために，看護指導者は混乱状態から秩序と機構を作り出す必要に迫られることが少なくない．

　看護指導に成功するために要求されることは，看護の分野内で異なっている．例えば，大きなメディカルセンターのような単一の施設内にあっても，状況の相違により，異なった指導の型式と特性（例えば，集中看護部対回復過程の患者の集中）が要求される．企業においては1つの業務で成功している管理者は，必ずというわけではないが時として別な業務でも成功することが分かっている．同じことが異なった機構内段階の指導についてもいえる．しかも，だれでもが効果的な指導者であるかもしれない．

　平均的水準以上の知性が指導に必要な特性であることを示す証拠は多いが，この特性と指導者としての成功の間に1対1の相関があるという結論にはならない．その他の因子，すなわち知識，技術，素質，自信，社会的安定，正しい判断，エネルギー，仕事への動機などがある．これらは，自分を1人の人間として自覚し，好ましい自己像をもっている人にみられる．彼は生きることにはっきりとした目的と人類向上への参加などの哲学のもとに働く．

■エネルギー曲線の説明，それは看護指導者にどのように影響するか？

　各個人は，独自のサイクルでエネルギーを放出している．生理学者は，身体の生物学的日内リズムは，個人の効率と有効性の研究で実際に重要であることを知った．生物学的リズムは実践と効率の時間的変動に結びついているという証拠がある．

　身体の内分泌腺は終日終夜間断なく活動している．副腎皮質刺激ホルモンとエピネフリンは，脳の指令により分泌され，血中に放出される．甲状腺と下垂体も賦活化され，また各種の他機能が，特殊状況において必要とされるとき，警戒状態に入る．

　ホルモンの分泌は，各個人にとって独特の曲線を描いて働いている．昼夜の種々の時間に各被検者から血液標本を採取し，ホルモン含量について検査したところ，大部分の人でストレス曲線上のホルモン放出量は，夜明けに最も低いことが明らかになった．最も創造的な仕事の段階である正午近くに，それは最高に達する．午後には曲線は下降し，夕方6時頃，ホルモンの強さ（ストレスに抵抗を与える）は最低濃度となる．放出は午後11時までに，正午時のピークには達しないにしても，再び上昇する．最近の研究でこの理論は実際に支持され，昼又は夜の交代よりも，夕方の交代時に投薬，診療の誤りが多く起こることがみられている．

　賢明な看護指導者は，これらの証明された原理に基づいて，自分のエネルギー曲線を査定し，エネルギーが最も多く放出される点を求め，与えられた時間内で働こうとする．

　同様に，命令的あるいは管理的な業務で他の人々と共に働く指導者はこの知識を利用し，かれらがホルモン性エネルギーの最大放出によって動かされる時間に，班員を配置する．交代輪番の指命実施に際しては，被雇用者の特定の時間への割当てを再検討することが必要である．

■効果的な指導に必要なものを得るにはどうするか？

　1.　その哲学と目標に基づいて，指導者はどの管理方式に従うかを決定する．

次に目的達成の方策を選ぶ（これらの方式については第2章で考察した）.

2.　指導とは1度に1段階ずつ学びとられる過程であることを認識する. 指導者は1回の操作で彼の地位に必要なすべてのものや技術を手に入れるわけではない. それはある期間にわたって集積した能力といえるものである. なりたての指導者は自分の地位に, 知識, 技術, 経験, 背景をもってきている. 連続した過程で指導者はこれらのものや新しい経験を利用し, 彼の地位の適性や特殊な技能のレパートリーを拡大する.

3.　新人指導者は, 過去何十年看護の専門分野でめざましい成功を収めた人びとを研究し, 現場で活動している人々を観察し, また自身の指導の型を発展させる鍵を摑むために, 職場で立派に活動している人々を研究する.

4.　指導者は他の人々を指導する者としての自分の個性を発展させる. 管理の原理と概念を研究した後で, 更に一歩ふみ出していく. 結果として, 指導者はいつまでも他の人々が作った役割像に依存することはできず, 代わりに自身の個性, 管理実践の基準, 規則を作り上げなければならないことに気がつく. これは, 変更, 適応, 成長, 自己完成への過程である.

5.　指導管理の役割は静的なものでないことを認識する. 指導者がどれ程特殊な習性又は仕事の状況にあったかということに関係なく, 絶えず"形成され", またその個性を完成していく. この過程は永久に完了することはない. しかし指導者が経験を積むにつれ, 常に拡大する態勢をとり, 未だ獲得していないが利用はでき, また実現できる範囲内にあるものを期待する理想的成長に広く対応する姿勢を堅持して行く.

指導者の成長は, ある個人的な信念によって測られる. 彼は自身の成長能力と自分の未来を信頼して活動するならば, 大きく成長するであろう. 同様にして, 彼は自己卓越の指導力を信じるところにまで至る. すなわち, 彼が現在までに達成したものを, 将来のり越え, 卓越することを期待するのである. 成長が止まるところでは, 管理者はもはや効果的な指導者ではなく, 次第に静的となり, したがってその任務に効果的でなくなる.

■概念的骨組の説明とそれが看護指導に必要な理由

　概念的骨組とは，教育と実践の発展のための指針として役立つような一連の論理をまとめて帰結された理論である．概念的骨組には次のものが含まれる．(1)哲学と目的，(2)用語の定義，(3)明らかな実践のパラメター，(4)事実と原則に基づいた相互関係論，(5)概念の有効性を認める構造．

　看護指導者の働きは，環境，内因，外因によって変わるが，何れの場合にも，指導者は個人，集団，家族，共同社会を動かして，最適の健康に関する目標を設定させ，その達成に向かって行動させなければならない．

　よく企画された組織での概念骨組は，看護婦が指導を効果的にする上で助けになる．知的で論理的な活動が，知識の基礎構造を身につけさせる．十分で適切な知識を獲得すれば，看護婦が，なぜその行為がとられたか，なぜその行為がとられなければならないかを理解する上で役に立つ．そのような備えができて指導者は，定められた看護の介入が確固とした基礎に基づいているとの確信をもつようになる．

■哲学の意味するものは？

　哲学とは人が生き，働く上の価値体系である．それは，論理と真実に基づいて何が信ぜられるかの合理的説明である．"哲学"という語は知識愛，学究的努力による知恵の追求を前提としている．

　形式的であれ非形式的であれ，書かれたものであり理解したものであれ，個個の人及び組織化された集団は，ある哲学に基づいて行動する．

　看護活動も例外ではない．看護を行う人々にとって，進歩するためには，所属保健機関及び上司が保健看護実施に関して何を信奉しているかを知ることが必要であり，それによって自分たちの行動をその哲学に従わせることができる．

■看護哲学の1例を挙げる

　看護哲学は通常，人間の定義，その権利，実践者としての看護婦の義務に関する信念の声明を含んでいる．

1.　人間の定義（例）
　　a．生命は神聖である.
　　b．人間は，生理的，知的，精神的，情動的，社会的次元をもつ統合された全体である.
　　c．人間は変化する生活状況に適応する能力をもち，弾力的である.
2.　人間の権利（例）
　　a．人間には自己及び他者の受容を高める道が与えられていなければならない.
　　b．各人は最適の保健看護を受ける権利をもち，専門看護の焦点は，変化する環境と相互作用する人間である.
　　c．看護の目標は，環境の如何を問わず健康と疾患の変化に対する人間の適応を支持し，促進させることである.
3.　看護婦の任務（例）：前述の信念は，看護婦が次のようであれば充足される.
　　a．広い教養科目を有する教育施設で養成され，適応方法を信じ理解する.
　　b．年齢，人種，信条，又は社会経済的背景に関係なく，すべての個人の尊厳と保全に関する知識と関心を備える.
　　c．保健看護業務で患者の擁護者としての立場をとる.
　　d．個人的生活及び看護業務における行動に責任をとり，職業としての看護の立場に立つ.

■上述の看護哲学からどのような全体目的あるいは目標が示されるかの1例

　次は専門看護婦の目的あるいは目標を述べたものである.

1.　個人としての人を侵す圧力に対する感性を発達させる. 他人との相互作用を通して自己の洞察力を得る. その後，他人に及ぼし，治療業務の個人間の関係に利用する.
2.　環境の持続的変化を認識し，自己，患者，家族，地域社会，看護要員に対する影響を評価する.
3.　最適の保健看護を受ける（患者の）権利を認識し，その増進に尽くす.
4.　臨床能力をもち，様々の分野からの知識を合成し，この知識を看護過程に適用する.
5.　問題解決の仕方，決定，看護実践の方法において創造性を働かせる.
6.　教える機会を利用し，個人又は集団が獲得した学習の範囲を査定し，積極的に行動するようにさせる.
7.　指導者として，また現在及び将来の保健看護系の査定，改良，評価における変更主体として，主要な役割を果たす.
8.　現在及び今後生じる役割の分野で，個人及び専門的発達における絶えざる成長と熟成に責任を負う.

■**そのように広義に述べられた目的はどのようにして看護業務の指導力となりうるのか？**

効果的に運用されるためには，一般原則で述べられた目標は，期待される結果を具体的に表現した行動用語又は行動目的に翻訳されなければならず，こうすることによって試行されることができる．

■**"行動目的"とは？**

まず，目的(objective) とは，達成を期している終点又は結果の簡潔な説明である．その説明は現実的で，ある要求を充足する方向に向けられている．看護業務では同じ結果となる目標を各環境又は各患者で設定することはできない．設定される目的は，最適の健康の維持又は健康の回復に適ったものでなければならない．行動を示す言葉又は動詞ははっきりとした指示を与えるよう用いられる．目的は，観察する (observe)，表にする (list)，言葉にする (verbalize)，達成する(accomplish)，呈示する(demonstrate) といったような言葉などである．

行動用語で示されれば，目的は特に期待される精細な指示，その行動の展望や限界を ("行動"用語で) 規定する．例えば，"その傷の色と状態を観察する" とか "効果的な指導に必要な5つの特徴をあげる" とか，"差迫った死に関する患者の問いに適切な答えを言葉で表わす" とか，"割当てられた時間内に看護割当てを十分に達成する" とか，"婦長に，任意に選ばれた医師の2組の指示を説明する能力を示す" などである．

有用な結果，終点を得るために，専門看護婦は，関わりのある集団又は個人の個別化された目標を設定しなければならない．看護業務の計画で，指導者は次のことを考慮する．

1. 管理機関の哲学と全体的目的
2. 看護実践の組織又は方法（例えば，班計画，機能別看護，プライマリ・ケア）
3. 班員の構成
4. 要求の充足
5. 利用できる手段（例えば，場所，設備，時間，相談業務）

　各患者の個別化された目標の設定にかかわる場合には，専門看護婦は次のことを考慮する．

1.　患者の過去の健康状態
2.　患者の現在の病訴の本質
3.　患者の関心の程度
4.　患者の資産
5.　患者の適性，能力

　学習過程の理論は，以下のことを主張している．(1)学習者（又はその集団）は，積極的に参加しなければならない．(2)学習手順は行動の変化を要する行為から成立っている．(3)その理論がそれぞれの学習目標設定に役立つならば，個人又は集団は速やかに反応する．(4)責任をもたされた学習者は最適水準の遂行がなされるよう活動する．

■指導者は看護指導の全体的目標の設定にどのように努めるか？

　効果的な看護指導目標の決定は，作業状況に効果的な指導となるものの正確な評価にかかっている．目標を決める人は，(1)看護の職業基準を知らねばならない，(2)看護指導者に対する雇用者また雇用機関の期待方策を了知していなければならない，(3)作業環境（物理的環境，看護業務管理計画，人員，命令系統）を十分に知る．また，(4)看護を受ける患者の希望，要求を知らなければならない．この知識を具えることによって短期，長期の目標の実現のための実際的な計画が確立されるのである．

　指導研究の次の段階は，全目標達成のための方法を工夫することである．次の方法はその1例である．"学生は課程の終了時に，任意機関の小児科病棟で15人の患者に対して班指導者の業務を8時間行う"．この目標は他の状況でも適用されるが，達成しようとする目標はその学生指導者が納得できるようにはっきり述べられていなければならない．

■看護婦はどのような種類の個々の目標を立てるべきか？

　指導業務に積極的な看護婦は，委任された権威を保ちながら人々の目標を積

み重ね築いていく．次のものはチーム指導者の目標の1例である．

毎日: 1. すべての担当員の名前と部門を記録する．
　　　2. チームが看護する患者の表を作り，各患者の必要条項を加える．

毎週: 1. 各担当員を名前で呼び合い，その人の責任分担を知る．
　　　2. 患者の要求を適切な看護に変える．

毎月: 1. 個々の患者に適当な担当員を割当て，要求を満たす．
　　　2. 現状に順応するよう，その割当てを調整する．

■目標設定の利益は？

看護婦指導者による目標設定，記録保持は，すぐに満足される結果を生じる．業務の代表任命は問題を少なくし，看護婦の役割は驚くほど広がってくる．上の例は簡単ではあるが，看護婦が個々の経験から希望する限りの，また能力に応じられる限りのものを獲得できる機構が与えられているという事実を描いたものである．

■新卒業生は教室から勤務にどのように移行するか？

病院への就職が求められる時，新卒業生は，もし業務内容に関して明確な"行動目的"の概要が示されているならば，学校から勤務環境へ円滑に転換できることが分かる．

250床の私立（非営利）病院の指定領域（例えば，内科，外科，小児科）及び交代（例えば，7 A. M.～3 P. M.，3 P. M.～11 P. M. 又は 11 P. M.～7 A. M.）における班指導者の役割を引受ける準備として，新しく雇われた人は

1. 看護婦班指導者の養成のための5日間の（毎日8時間）勤務内教育プログラムの学習者として参加する．
2. 直属監督下に，病棟に昼間勤務で1週間，班指導者として働く（その病棟は48床で，3看護班が各々18名の患者を受けもつ．各看護班には4名の正職員がいる，すなわち班指導者，免許取得準看護婦，看護助手2名．教育課程の異なった学生看護婦は適当に配置される）．
3. 第2項の中で述べられた環境において，直属監督なしに1週間班指導者として勤務する．
4. 2週間の全臨床学習期間を通じて新しい班指導者としての進歩について現行評価を行う．

　　これらの目的の関連範囲内で，看護婦は自らに期待される行動と，これらの期待に欠かせない環境や状況を知ることになる．

■目的は作業上どのように規定されるか？

活動の展望と限界:

　現実（要求の充足，期待任務の活動に向けられる）

　　　250床の自立病院，3週のプログラム，交代と時間数を明記．

　実践（指定された期間特殊病院で；統制環境）

　　　教室から臨床の場へ，所属と配置が定められる．直接監督下から間接監督下へ．

期待される活動:

　　　学習者として参加する．直接の監督下で，班指導者として活動する．直接の監督なしに班指導者として活動する．学習者の進歩の現行評価を行う．

終点，目的，結果:

　　　雇用機関により指定された全領域の班指導者の役割，及び勤務時間の交代と期間の決定を引受ける．

■目的を果たすために必要とされるものは？

　　訓練を受けている人は，目的の実現は特定の知識・技術，理解が得られるかどうかにかかっていることを知るようになる（例えば，看護婦は医療看護，看護指導者の特性，権威の代表，班作業を知り理解しなければならない）．1つ1つの望ましい行為が結果からみた行動で規定されているならば，学習者は何が特に期待されているかを知り，その業務に対する自分の能力を決定することができる．目的が行動を示す言葉ではっきりと述べられているならば，その任に当たる人がそれをみて直ちに求められている任務を知り，その仕事内容が自分の能力や期待に適うものであるかどうかを決定することができる．

■なぜ行動目的が重視されるか？

　　行動（behavior）とは活動（action）をいう．この基準枠内では，"行動する"個人は，話し，坐り，立ち，書き，思い出し，実施し，あるいは確認，実行，評価がでるような動きを行うことで，刺激に応答する．

抽象的な行動用語は避けるべきである．そのような用語例は "理解する (understands")，"について知る (knows about")，〜"に強く反応する (react empathetically to) などである．これらの用語は刺激に対する反応を示すときのみ行動であるが，用語自体は活動の指針としての明確性を欠く．

■行動的語句と抽象的な語句の差

班指導者の地位に就こうとしている人に "評価過程を理解し，実施する" という目的が与えられたとする．これから雇われる人に，地理的環境，管理員，看護要員，手順，看護の班形成パタンを評価するよう期待されているとしても，これでは分かりにくい．行動的に表現されていれば，目的は舞台を組立てる，すなわち "2週間の臨床学習期間を通じて新しい班指導者の進歩についての現行評価を行う"．最後に，看護婦は "評価を理解し実施する" という目的を充足するが，これは，指示が特定の行動で述べられているからである．不確実となる余地がない．新しい班指導者には，これから起こること，関係する人，その期間がはっきりと告げられている．

■臨床環境で班指導者の行動目的を運営上どう定義するか？

次の表は夕方に交代にする臨床の場の班指導者に対し行動目的の言葉（はっきりと確認できる適切な言葉）で運営的に定義された特定義務である．

1. 予め準備する：報告する前に割当て表と班員の作業表を完成する．投薬，治療，検査を含めた各患者の状態の病態生理学についての検討を準備する．班員を教育し，援助し，補助するため，患者の危険と要求を確認できる．非番になる班指導者から報告を受ける．新しい情報や変更された情報を記録し，それを Kardex (p. 55) で明確にする．必要に応じ割当てを調整する．

2. 指示を与える会議を行う前に巡回を行い，全体的見地（心理学的，心理社会的，生理学的，精神的）から患者の要求に注意を配る．

3. 指示を与える会議を行う．患者看護に関する正確な情報を与える．班員にすべての割当てを口頭ではっきり伝える（可能な限り理由を説明して）班

　員から割当てについての問題や質問を求める．夕食，小休止，班会議等々の間を埋めるよう班員を割当てる．患者中心の会議の時間及び検討される患者を発表する．班員間の協力を支援するような雰囲気を作る努力をする．

4.　交代時（必ずしも以下の順序の必要はない）

ａ．静注を監視し，どのような調整についても投薬看護婦と話し合う．

ｂ．新しい入院患者：すべての新入院患者を訪れ，患者の状態，入院に対する患者の反応を観察し，適切な確認点検をする．査定面接を行うため互いに都合のよい時間を作り，自分が多忙すぎるならば，別な班員にこれを割当てる．看護ノートに入院時問診を記し，会議で情報を広める責任を負う．

ｃ．患者の移転，退院，作業量の管理，特殊の問題などの件について，進行的基盤に立って直属監督と話し合う．

ｄ．割当てられた区域で，患者に行う看護について計画をたて，指示し，また班員を援助する(可能なとき)．

ｅ．観察し，評価し，患者の要求を充足させ，また指導責任をもつ班員を監督し，教え，援助するという目的に必要なだけ十分に巡回を行う．

ｆ．すべての不慮の災害，傷害を定められた監督に報告し，事故報告を指示通りに書き上げる．

ｇ．治療の管理，診断の実施，包帯交換などで医師を適切に援助する．

ｈ．患者又は家族の要請によって，又は患者の状態が急変したために必要ならば，指導者が患者の家族に接触する機会がないとしても，担当牧師，宗教的助言者を呼ぶ．

ｉ．異常な問題，又は患者の状態の重篤な変化については，医師か直属監督に報告する．

ｊ．医師の指示の写しは，正確を期して検討する．

ｋ．毎日のチーム会合を行う．

ｌ．その手術の許可と術前指示が実施されたかどうかを調べ，又は班員がこれらの任務を確実に終えたかどうかを点検する．

m．診断又は手術法について，患者の教育を行う，又はそれを行う者を割当てる．

n．患者の状態が誰かの付添いを要する場合を除いて，すべての訪問者が指定時間までに病棟外に出たことを確かめる．

o．ラジオやテレビが午後9時以後音量を下げていることを確かめる．

p．班員が夜間退出するに，すべての使用区域が清潔で整頓されているかを調べる．

q．患者が適切に睡眠できるようになっているかどうかを調べる．

r．すべての看護記録記入を監督し，交代時適宜に状態の変化，観察を患者の看護記録に記録する．勤務を離れる前に記入が完了されているかどうかを点検する．

s．班員による看護実施を評価し，班員の能力を査定し，満足，不満足，限界を記録し，後で検討できる記録を作っておく．

5．班員から，実施した看護，各患者の状態についての報告を受ける．看護計画を常に更新する．

6．次の交代担当看護婦に明瞭，簡潔な形で完全な報告を渡す．

■患者又は患者集団の初期観察等を行う業務を行動的に列記する

初めの巡回で看護指導者は，

1．班のすべての患者についての現在の情報を入れた作業シートを患者の室へ携行する．

2．自分を指導者として紹介し，その勤務交代で患者看護を行う班員の名前を告げる．

3．患者を名前で呼び，話しかけ，感情をこめた，全体的方法で，個人の価値を表わす．

4．はっきりと，分りやすく伝える．

5．環境の安全性と物理的条件を観察する．

6．患者との接触を保ちながら静注，吸引，排液管，包帯の状態を記録する．

7. 観察し，患者の身体的情動的要求の精神的評価を行う．

8. 身体的，情動的要求に関して（適切と思われれば）患者にフィードバックする．

9. 患者の懸念する訴えを当然のものとし，どんな変更を行うときでも必要な場合は指導者が来ることを保証する．

10. 交代中に行われる検査手順，術前教育等をいずれも患者に知らせる．

11. 会話の焦点を患者とその当面の看護に関する問題に限定する．

12. 患者の要求に応えて作業（例えば，便器，鎮痛剤，飲食物）を行い，あるいはできれば連絡系（intercom）を利用して，適当な班員に直ちに責任割当てを行う．

13. 適宜転換を計って巡回を行う．

14. 各患者に接するたびに業務シートに適当に記入をする．

15. 時間枠（14〜16人の患者に対し約20〜30分）を維持する．

■看護班員を患者集団に割当てるために必要な行動をはっきりと説明する

業務割当てをする際，班指導者は，

1. 患者の数，種類及び職員の数，種類に基づいて暫定的な割当てを作る．

2. 班に割当てられたすべての作業者を，患者の要求，看護者の好み，行動目的，知識などの点から考察する．

3. 定期，不定期の教育を通して，班員の成長と発展の機会を作る．

4. 班員の割当てに変化と一貫した均衡を与える．

5. 身体因子を考える（例えば，歩行，持ち上げ，立っている限度，部屋間の距離，特殊装置の使用）など，

6. 交代変更の報告を受取り，最初の巡回を行ってから，指示を与える会議に先立ち割当ての必要な調整を行う．

7. 割当表で，日付，交代，班員の名前，班員の地位，食事時間，患者名，患者の部屋番号，班会議の時間，討議の議題を示す．

8. 割当て表で，特定班員によって行われる日常の業務（体温（TPR），血圧（BP），

尿量(I&O), 水, 食事カード, 処置) を指示する.

9. 読みやすく完全に書く.

10. 班員が割当てに対して適当な準備ができるように, 前もって掲示板に割当て表をはっておく.

11. 緊急の変更の必要がなければ, 掲示された通りの割当てを守る.

■**投薬担当看護婦に日常及び要時必要とされる活動を行動目的に示す**

日常投薬担当看護婦は,

1. 予め準備する: 投薬内容, 治療効果, もっとも多い副作用, 常用量, 投与経路, 患者の診断との関係について知る. 特異体質, アレルギーをみつける.

2. 静脈内投与(IV): 静脈内投与予定表とそれらの関連情報 (例えば, 輸液の速度及び終了時間) を備えておく. 交代するとき, 交代部署ですべての静注液が備えてあることを点検する. 適当と思われ, 可能であるときは静注施行者と接触する. 勤務中の輸注を監視し必要な調整を行う. 交代の30分前に班指導者に点滴の状態について通報する. 適切に看護記録に記入する.

3. 投薬: Kardex(カードのファイル系) で投薬簿を点検する; 医師の指示を投薬簿と照合する. 規定の投薬時間を知る. 病院の常用法に従う.

4. 疑問があれば質問する.

5. 投薬後, 患者の箱の中に次回の投薬が十分に用意されているかを確かめる.

6. インシュリンとヘパリンは投与前, 別の正看と二重点検する.

7. 薬剤をその一般名 (generic name) でオーダーされると, その商品名 (trade name) もまた Kardex, 及び投薬簿に載ることを知って置く.

8. 救急運搬車 (crash cart) の薬剤について熟知しておく (例えば, 名称, 作用, 投与法など).

9. 投薬簿及び看護記録に投薬を記入する.

10. 交代時, 関係情報を班指導者又は直属上司に報告する.

11. 勤務を離れる前に投薬台車の薬品を補充する.

　要時(prn, 必要に応じて)の投薬担当看護婦は,

1. 予め準備する: 投与することになる要時投薬, それらの治療効果, もっとも多い副作用, 投与経路, 患者の診断との関係を知っておく.

2. 要時投薬を投与する. Kardex で投薬簿の要時投薬を点検する. 要時投薬を行う前に患者の名札を点検する.

3. 症例毎に, 確かに麻薬使用の指示が行われているかどうかを点検する. 麻薬は麻薬表及び患者記録に記入する.

4. 鎮痛薬は患者の要請により, 処方通りの間隔で与える.

5. 術後患者には特に注意を払い, 痛みが耐えられなくなる前に投薬するように確かめる.

6. 例えば, 不穏亢進, 不安, 脈拍と呼吸の変化, 皮膚の色など痛みを示す臨床上の徴候, 症状に警戒を怠らない.

7. 勤務中適切な情報を班指導者と医師に報告する.

8. 当番と交代の投薬看護婦で適切に薬剤を数える.

■交代変更の報告を行動目的で列記する

　看護指導者は交代報告に次のものを入れる.

1.　準備

　a. 報告前約30分〜1時間に看護巡回を行う.

　b. 班員から報告を受取る. すべての関連データが集められていることを割当て表で確かめる.

　c. 入院, 退院, 転科, 検査等に関する新しい情報を点検する.

　d. 看護計画が現行のものであり, 完全であるかどうかを, Kardex 又はRand(カードのファイル系の名称)で通覧する.

　e. 内容が正確で適切かどうかカルテの抜き取り検査をする.

　f. 報告をいつ始めるかを班員に通告する.

2.　内容: 報告は関係のあるデータに限定する. 班に割当てられた患者の看護

　管理に関係のない討議は避ける.

ａ. 日付, 時間, 班及び自分の名前を示す(記録時), それ以外では討議される班をはっきりさせる.

ｂ. 系統的に部屋番号, ベッド番号, 姓名(Dr., Mrs., Mr., Miss), 年齢で患者を確認する.

ｃ. 以下のことに関して, 適切な, 新しい（新しい患者であれば, 班指導者はすべての情報を与える), また変更した情報を報告する（これは昼間の交代で伝えられた情報を含む).

　(1)　現在の状態（診断）

　(2)　症状

　(3)　療法, 治療, 診断検査

　(4)　投薬と手術

　(5)　合併症

　(6)　病歴

　(7)　基礎的要求, 活動, 飲水, 排泄, 栄養, 輸注, 衛生, 知覚刺激

　(8)　入院に対する患者又は家族の反応

　(9)　心理社会的情報

　(10)　退院計画

ｄ. 報告をしめくくるに際してすべての一般的伝言（例えば, 術前準備はすべて完了とか, npo (Nil Per Os, 飲食禁止）の表示済とか, ある物品が少なくなっているなど）を述べる.

ｅ. 明確にするための質問, 要求があれば尋ねる.

■ “看護過程” という用語の意味

　“過程 (process)”という用語は, 通常系統だった一連の段階又は手順によってあることを行う方法を意味する. “看護過程” は, 個人内(自己), 個人間(他の人々と), 地域社会(地理的に同じ環境に住む人々）の枠内にあって, 各人に可能な最高水準の健康が得られるような予防的, 栄養的, 治療的行動を促進する

ことを目指している．その過程は，その結果又はその付随効果によって初めて
評価できるような性質のものである．

　次のものは看護指導者に対して提唱される4つの点の過程である．

1.　行動目的で実際的な目標を決める．
2.　系統的な研究コースを作り，それに従い，活動計画を決める．
3.　計画を遂行する．
4.　計画を評価し，改定する．

■看護問題の系統的研究にどのような処置が必要か？*

　科学的研究から得られる知識体系は常に増大し，科学とその利用との間の溝
を埋めるために高度に発達した系が工夫されている．しかし，どのようにして
科学的知識が直接看護活動と実践に応用されているかは明確に示されていない．
それでも，そのような知識と系は，看護婦が根拠のある決断をしようとすると
きの助けになるという点で貴重な補助手段として役立っている．

　問題解決法の多くの変法が看護で利用されている．すべての証明された系は
問題から論理的手段によって解決に向かう共通のきずなをもっている．私は看
護指導における問題を解くのに次のような方法を用いることを主張する．

1.　問題を決定する．
2.　その問題に適切と思われるデータを集める．
3.　資料を大項目に分類する．
4.　看護活動の指針として役立つような定則(predictive principle) を作る．
5.　提唱されている看護介入の概説し，適切性，優先順位，現実性の点から
　　適当な行動を選ぶ．
6.　看護計画を遂行する．
7.　計画を評価し，必要な変更を加える．

---

　* 本項概説の大部分は Douglass and Bevis, *Nursing Leadership in Action*:
　Principles and Application to Staff Situations, 2版，St. Louis, 1974, C. V.
　Mosby Co. の第1章の資料に基づいている．

■ **"明瞭な"問題と"不明瞭な"問題との相違は？**

　明瞭な問題はすぐに見分けがつく．8時間交代制のための看護要員の不足，直ちに心救急蘇生を必要とする患者，10か月になる子供が不定量の洗剤を飲みこんだと電話する母親，修理人のいない日に循環マットレスが動かなくなるというような問題である．

　不明瞭な，又はあいまいな問題は，母親が貧血の児の来院日をここ3回欠かしたとか，はっきりした理由もないのに呼ぶ患者などの例である．看護要員についての不明瞭な問題とは，チーム精神が欠けているように思われること，ある班員が業務状況に満足していないという感じ，などである．これらの問題は，個人的(自身)，個人間(他人と)，地域社会の関係がくもの巣の網目のようになっているので，通常解決は困難である．そう感じる人の細心性の欠如，あるいは情報不足のために，問題が表面から隠されていることが少なくない．

■ **問題の確認はどのような順序で行われるか？**

　問題の確認には，(1)そのこと，又は状態への集中，(2)できるだけ多くの適切な情報の獲得，(3)もっとも重要な因子の決定，(4)問題を明瞭，簡潔な用語で表現することが必要である．

■ **研究する問題を誰れが決めるのか？**

　問題は個人で，あるいは集団で協力して確認される．問題確認とその問題の解決が1人の人によって直ちになされねばならない場合がある．該当者の病気のために要員割当ての変更が突然必要になる，心臓病患者の状態が患者の看護計画を"活動奨励"から"絶対臥床"に変更する必要が生れる，地区保健看護婦からの電話に4歳の子が出て，誰も家にいなくて，こわいといっている，などの場合である．

　班が関わる最適の計画は，看護班に，問題の確認を含めた問題解決過程のあらゆる相に関与する機会を与えようとすることである．関与する努力を通して，各班員は自己の役割達成の責任をもつようになる．したがって各班員は，問題

が確認され，それが解決された場合には，情報を提供できるよい立場にいる．

■看護班によって確認できる問題例を挙げる

　班によって確認できる問題の例には次のようなものである．(1)夏期の交代制全般を通じ，班員を一巡させる必要，(2)休日計画の変更，(3)患者割当て，特殊割当て，機関委員会に勤務する人の決定，(4)治療用品の補給に対する配慮不足，(5)聴診器の紛失，(6)看護班員の欠勤の漸増，(7)看護班勤務部域におけるブドウ球菌感染の増加，(8)退院時，匿名文書形式で知らされた，午後の交代に対する高率の患者不満の訴え．

■問題に関するデータの収集はどのように始めるか？

　当局は問題解決のため看護指導者によって利用される原資料を大部分提供できる．大部分は印刷されたものであるが，インタビュー，観察，経験のような他の方法で得られたものもある．すべての情報は，検討する問題の正当性と適切性を決定するために批判的に検討されている．

　探求する人はいろいろな情報源を参照する．指導における看護問題は看護手段にだけ限られるものではない．それらは必要であるが，利用できる看護手段は多くあり，看護婦の任務を実施するには，例えば行動，社会科学，教育，実務，産業などの他の分野の知識が必要である．

　ある問題を組織的に解決しようとする人は，確認された問題の完全な解決に最終的に使用するよりもはるかに大量の情報を精査し，再検し，読み，思案することになることがすぐに分るようになる．しかし，必要な活動が阻害されることはない．そうしながら，調査者は一般知識の貯えを増し，別の似たような状態で十分機能を果たす準備を整えるからである．

■データ収集の例について？

　看護指導者のいくつかの特徴を，（それに関する学説を簡単に説明しながら）自尊，動機，自信，危惧についての探索を例として，次に列記する．

　記載の終了のあとで（常に改訂，追加の必要があろうが），学習者は，問題
に関連する領域を系統的に再検して学説の収集を始める.

　次は特徴を定義することに役立つある学説の例である.

自尊心(self-respect)：ある人が他の人を尊敬する前に，まず自身を尊敬しなければなら
　ない.
動機(motivation)：現われた行為は，必ずしもその行為をした人の動機と関連している
　とは限らない.
自信(confidence)：自信のある人は自分の信じていることを疑わない.
危惧(fear)：危惧のある人は自分の体（例えば，副腎，循環系）に過度の生理的負担を
　かけ，最適段階で働く能力を妨げている.

　問題の解決過程に役立つ情勢を集める場合，経験と観察から確認されるよう
な例を見過ごしてはならない. 解決しなければならない看護上の問題があると
き，多くの場合創造的な考え方が問題を円滑に進行させる.

■ "創造的 5 次元" という言葉の意味は？

　過去数年，私は産業から借用した "シンク・タンク(think tank)" の実施に
かかわってきた. 単純に解決できそうにもない問題に直面したとき，私は心を
"ゆるめておく" ことが有用であることを発見した. 私は頭に浮ぶすべての着
想を，たとえ無関係に見えても，考察した（この過程は，問題と状況による
が，1 人でなされることもあり，他の人と一緒になされることもある）. とき
に事実，概念，"シンク・タンク think tank" から生まれる着想は黒板に記録
する. ときには単に心に記憶されるか，紙片に記録されるだけである. 個人的
な資料が枯渇するとき，他の情報源が開かれる.

　考えられるあらゆる "解答"，"解決" がある方法ではっきり表現されたあと
で，"私はここからどこへ行くのか" と自問する. 次に私自身の経験，感情，
常識，予感（直覚次元）を加えて，実際上常に健全で論理的な答えを口に出し
ている.

■ 創造性の次元には限界があるか？

次のような欠点がある: (1)看護のような訓練では，すべて時間を考慮しなければならない．ときには，時間だけがたりない．(2)"考える人"は，積み上げられた情報を集め，分類し，評価する自分の能力を確信しなければならない（初心者にとっては，看護問題の創造的解決に性急に突き進む前に，外部の指導を受けることが賢明なことになる）．

■適切な情報を有意の概念に区分けする

概念とは共通性のある観念群であって，個人の学習過程を通じて経験される．概念化するということは，人々がその経験と観念を区分けする方法である．例えば，"権威"という語を考えてみる．この語が語られるとき，ある人にはゲシュタポのようなスパイ行動，又は不正な要求と取られ，ある人には，"権威"はただ他人の行為に影響を与えるある人の権利を意味するにすぎない．

"責任"も1つの概念である．"責任"があるということには，大家族の面倒をみる，時間通りに就業する，するといったことはする，信頼の義務を果たす責任がある，というような多くの意味がある．

概念はその人の人生経験によって各人である程度異なる．看護業務の共通基盤は，用いられる概念が確認，定義され，理解されれば，発展させることができる．

■概念を看護活動の指針となるような定則* に公式化することができるか？

この語の用法は慎重でなければならない．定義では，"公式化する formulate"ということは，思想，行為，表現，声明を表わすのに役立つ正確な方法又は言葉を作り上げることである．

---

* 成果原則 (predictive principles) は "一定の定義できる結果を生じる環境，条件，行為（群）" と定義される（従って以下定則と訳した）．
Douglass, L., and Bevis, E.: *Nursing leadership in action: principles and application to staff situations*, ed. 2, St. Louis, 1974, The C. V. Mosby Co., p. 3 参照．

　予測的表明がなされる場合，将来の出来事又は事件は予測手段によって指摘される．これらの手段には，環境，条件，行為の研究が必要である．妥当な判断と決定が要求される．成果表明は常にどのような結果が予想されるかを示している．

■ "原則 (principle)" という用語はどのように用いられるか？

　"原則" という用語には多くの解釈がある．原則は，(1)他の真理の基礎となる一般的真理又は法則，(2)個人的行為の規則，(3)あることが生じる原因と記述されることが多い．以上の定義はすべて環境，条件，行為に関係している．

　"予測" が "原則" と力を合わせると(妥当な結論が生まれ)，証明された概念と直接関連のある結果を与える．定則においては常に因果関係がある．Douglass及び Bevis は，定則を発展させると，次のような公式が使用されるとしている：

条件，環境，又は行為＝予測的結果

　この公式は，概念的用語において条件，環境，行為 (CCB 3つ組) を定義する語を，量，質，視野，限界についての予測結果と結合している．いい代えれば，この公式は等式の両辺 (可逆的) で，どこで(where)，いつ(when)，何を(what)，なぜ (why)，だれが (who)，どのように (how) などの情報を正確に述べることができる．

■ 定則のいくつかの例を挙げる

　看護婦は，かれらの行為が正当なものであったということを合理的に確信するために，因果関係を理解する手段として定則を発展させる．特に知識，理解，独立，言質，権威，責任は次の定則の原動力となる．

CCB 3ツ組概念	能動動詞	予測結果
脚の創傷に20分間温湿布を施す(ことは)	増加する	全身循環による損傷部分への血液の供給(を).
悲しみと死の過程の知識と理解(は)	助ける	それが起こった場合，看護婦が，何時でも受け入れ，対処する(ことを).

自立(self-help)手段で身障者が最大機能を発揮するよう助ける(ことは)	増大する	身障者の自負心とその日常生活(を).
班の決定に対する個人の寄与度(は)	決定する	班活動への個人の関わり合いの程度(を).
他の人から看護指導者の権威を認められる(ことは)	必要とする	看護指導者が班員の行為に対する責任を負う(ことを).

■ 定則はなぜ必要か？

結果を予測できる原則という形で知識をもっていれば，看護指導者は確信をもって活動することができる．指導者は自らが行う管理上の決定は妥当な概念，原則に基づいていることが分かる．このような背景では指導者は他の人々から少しずつ集めた知識にも依存し，自身の考えをためす機会をもつことができる．変更責任者となることになる看護婦は，関連のある状況に適用できる因果関係の形で公式化された基本的真理の知識をもっていれば，新しい考えによる刷新も可能になる．

指導者が，結果の原因を知れば，効果的な指導に重要な行動であると当局が考える特性を，意識的に獲得し始めることができる．

■ どのようにして提唱された看護介入手順の概要をつかみ，適切，現実，優先の適切な行動を選ぶか？

看護業務の選択は多くの因子に依存する．ここでも定則を用いれば，看護婦指導者が決断過程で速やかに行動する上に有用であることは明らかである．

例えば，18人の術後患者の看護に責任のある看護班指導者を眺めてみよう．3人の班員が各人の能力と患者の要求にしたがって割当てられる．業務日の始まった1時間後に，1人の班員が突然病気になり，帰宅する．班指導者は婦長に補充員を請求したが，外部からの援助は得られないことが分かる．班指導者は，現在の班構成で事態に対処するにはどのような介入が必要かを今決定しなければならない（"対処"と"任務代表能力"の特性を必要とする）．

■指導者が受け取る事実を列記する（要点のみ）

状態と環境　　　外科患者18名

　　　　　　　　3 名，術前，投薬を必要とする．

　　　　　　　　3 名，術後 1 日目

　　　　　　　　5 名，輸液療法中

　　　　　　　　6 名，包帯交換

　　　　　　　　1 名，毎時 5 分間の歩行が必要

　　　　　　　10名，介助なしで歩行可能

　　　　　　　　　看護班の構成

　　　　　　　　1 名，免許取得準看護婦

　　　　　　　　2 名，看護助手（ 1 名病欠）

行　　　動　　　班員の積極的協力

　　　　　　　　1 名の術前患者は手術について極めて懸念している．

　新規看護指導者は，周囲から守られ，対応や討論のための時間のある，教室のような場所で，そうした状況を考えるであろう．しかし，経験ある看護婦がそのような状況に直面すれば，必要な原則の多くは二次的のものになっている―そして処置を確認することは必要ではない．

■その状況に適用する定則を選ぶ

　定則は，適当な決定をするのに利用できる多くの対象領域から選択される．指導者は，研究と実践を通して蓄積された原則の群を参照すると考えられる．加えて，指導者は，必要時，計画改定の助けを求めるため，看護班員や婦長などのような部内職員と協力することになる．

　この状況に適った定則の例は次のようである．

1. 認定病院に収容された患者に対して医師が書いた指示は，患者がそれに従うことを保証する．
2. 救急事態は即座に考慮し合理的な解決をすることが必要である．
3. 班員間の班精神の養成，維持により，指導者は必要な時，独立して行動することができるようになる．
4. 協力的に作業する班は，可能な場合はいつも各班員が班に影響のある決定に参加できることを心得ている．
5. 未知のものへの恐怖は，不安の感情を高める．

6. 差し迫った出来事に対する知識はその出来事を理解し受入れさせる.
7. 十分間隔をとって術前投薬を実施すれば, 術中に必要な麻酔薬量を少なくする.
8. 48時間にわたり2時間ごとに体位変換, 深呼吸, 咳をさせれば, 術後患者の呼吸器合併症の確率を少なくする.
9. 患者の術側の不動化は, 患者の安らぎを助ける.
10. 特に術後患者の歩行は, 循環を促し, 血栓性静脈炎の頻度を減じる.
11. 術後の非経口輸液は, 体液及び電解質平衡の維持に役立つ.
12. 静脈内輸液が絶えず静脈へ流入するには, 給源が妨害されていないことが必要である.
13. 術創の包帯交換は, 包交者が傷の状態に注意し, したがってそれを治療する機会となる.
14. 術創が清潔で損傷のないことをみるのは, 患者に慰めと安心感を与える.
15. 術後の包帯交換は, 創を空気にさらし, 汚染の可能性を与える.
16. 歩行可能な患者は, 身体的要求の大部分を処理する.
17. 歩行可能な患者には, 個人的な看護計画が実施されていることを確かめるために, 看護班の慎重な注意が必要である.

■業務計画を改めるため, 上記の原則をどのように利用するか？

　さて, 業務は適切, 現実的に, 優先順位をつけて仕事の計画を改める指導者の能力をためすものである. 上記原則はすべては, 論理的な因果関係を概説している. 看護指導者は危急の場合にどの仕事が必要で, どれが必要でないかを識別, 選別しなければならない. これをするために, 指導者は情報を構造的枠組の中にまとめ, 問題に焦点を合わせる必要がある.

　原則の集積を手引として用い, 看護指導者は次の線に沿って推論する.

医 師 の 指 令: 医師によって患者のカルテに書き込まれたすべての指示は実行されなければならない. しかし, 必要な計画変更の可能性を話し合うため医師と接触できる.

毎 日 の 入 浴: 入浴は全患者に毎日行われる. この処置は患者の安らぎのためであり, 医師の指示ではなく, 絶対に必要のものではない. 若干の調整はなされうる. 班員は, 今日入浴なしで済ませられると信じられる人について私と話し合うことになる. 班には10人の自立歩行可能な患者がいる. 彼等は我々の問題を知れば, 我々に協力したいと思うことは確かである.

気がかりな患　この患者には今朝ある時間をさかなくてはならない. 朝の会議の後すぐ

者:	に彼を訪ね，彼が自分の手術について何を知っているかを掘り出そうと試みる．患者は自分に今日予定されている出来事を理解するのに援助が必要である．
術前の投薬と静脈内治療:	これらの指示は異議なく従われなければならない．私は班担当のすべての投薬を行う．班員の援助を得て，私は静脈内療法の責任をもつ．
術後第1日の患　　者:	定則は，患者が不動化されていれば最も楽であることを私に教えている．これは，今日は容易なはずである．しかし，楽で便利なことは，安全であることに優先できない．別の情報では，術後の新患者は度々動かされなければ危険になることさえあることを明らかにしている．これらの患者のすべてを体位変換し，咳をさせ，深呼吸させる．
歩行の必要性:	この場合危険をおかすべきではない．血液が貯留すると凝塊の遊離が起こることがある．患者は予定に基づいて歩行させる．
包 帯 交 換:	医師の指示に応じて自分の判断を働かせる．排液中であるか，又は疑問のある創傷は，準看護婦 (LVN) か自分が個人で交換する．他の傷は表にのせておき，もし時間がなければ行わない．医師たちの処方した処置がなされていないならば，回診のときにそのことを知らせる．
班　　　　員:	班員はすべてXさんが帰宅しなければならなかったことを知っており，援助しようとしている．我々は集まって直ぐに計画を再検討する．私はしなければならないこと，後まわしにできることを班員に伝える．次に同時に任務の割当てを改め，優先順位を決める．次にそのことを婦長に知らせる．

■どのようにして看護指導者は優先順位を決めるのか？

　効果を収めている看護指導者は，班員によって遂行される，あるいはされなければならない業務の相対的重要性を明敏に感得している．それらは目標指向であり，真に大切な目的に対する班の直接の努力である．

　指導者が達成されなければならないことの表を作成し終えたならば，その各々について優先順位を決めることが非常に重要である．そうでないと，重要な仕事に向けられないままに，時間と努力がそれより低い目標のために消費されてしまう．

　看護指導者は班員を集めて，問題，全体の割当て，疑問なくなされねばならない処置を討議する．優先順位は看護婦が状況をどうとらえているかによって

決定される.

　仕事量の分配は班と共同してなされる. 指導者は選ばれた人に対する任務割当てを統轄するが,（適切である場合は）関係者からの提言を受け入れることにより, 看護計画完遂に集団参加を考える.

　次の計画が同意を得た.

1. 術前の投薬——班指導者は指示を点検し準備し, 投薬する. 患者に割当てられた班員は, 他の必要な業務を行う.
2. 不安の強い患者——班指導者は術前の予定にしたがって訪れる.
3. 静脈内療法——各班員は自分の患者をすぐに点検し, 治療全期間中輸注経過を観察する.
4. 指定患者の歩行——助手が行う.
5. 包帯の交換——準看護婦 (LVN) と班指導者は, 巡回する患者を決定し, 点検し, 包交する.
6. 入浴——討議に続き, 班指導者は, 個々の班員に完全な, 部分的な, 名目上の看護を割当てる.

　班指導者と班員は, かれらの責任領域は何であるかを知り, またかれらの目標をすべて達成するために個人でまた集団で働くことを知っている（いうまでもなく, この状況本来の活動がすべて行われるというわけではないが, 考慮を必要とする状況はいずれもこれらと同じ線で扱われるはずであると理解される）.

■指導者はどのようにして自分の判断に頼ることを学ぶか？

　判断に関しては, 指導者は, 次のことによりその状況に適したデータを集め, 選別する自分の能力に依存する.

　(1) 問題を確認することにより.

　(2) 管理（代表）, 心理学（教育—学習, 恐怖, 対処）, 解剖, 生理学（歩行, 呼吸）, 化学, 物理学（水分と電解質, 呼吸）, 微生物学（無菌法）, 外科看護の領域からの定則を適用することにより.

　(3) 最も重要な看護業務の手はずを整えることにより.

■問題に "ぴったりした" 解答に必ずしも頼らないことがなぜ最善か？

　もし指導者が適切な準備なしに他の人を指導しようとすれば，そこには危険が生まれる．もし先に挙げた例の看護指導者が不完全な原則に頼ったとすれば，重大な問題が起こることがある，例えば，患者にとってはるかに快適であるからといって術後第1日目の患者を動かさないでおくこと，傷が汚染から守られるという理由で，すべての包帯交換を怠ることなどは班の仕事量を減らすことになる．これらの望ましくない行為は定則によって支持されたかも知れないが，その概念は，班看護のもとにある特定患者にとって，医学的に正当のものではなかったはずである．

　看護指導者は各状況に対して"ぴったりした"解答を発見することがないとしても，十分な備えのある人には引き出すことのできる定則の形の蓄積がある．したがって適切な情報を筋を通して考察すれば，看護指導の各状況に最もよく合致した看護介入の選択を行うことができる．

■ どのように計画は評価され必要ならば変更されるか？

　計画の評価と変更は問題解決の全過程の一部である．評価の目的は，必要な調整がなされるように，進行，達成を測ることである．計画は常に先に設定された基準と目標に対して試験されることは十分記憶されてよい．

　1人の班員の欠員を補充するために看護業務の計画が改定される状況では，指導者は班員たちが展開された看護計画に従ってくれることを期待する．班員たちはその計画の展開を助けたからである．したがって，彼等はこれらの計画の完遂を委ねられているのである．

　指導者は任務と責任を想起させる臨床業務表を使用する．確立された優先順位が評価順位となる．第8章では評価過程を更に完全に検討する．

文　献

Bower, F.: The process of planning nursing care, a theoretical model, St. Louis, 1972, The C. V. Mosby Co.

Douglass, L., and Bevis, E.: Nursing leadership in action: principles and application to staff situations, ed. 2, St. Louis, 1974, The C. V. Mosby Co.

Felton, G.: Body rhythm effects on rotating work shifts, Nurs. Digest 6(1):29-32, 1976.

McGregor, D.: The human side of enterprise, New York, 1960, McGraw-Hill Book Co.

Odiorne, G.: Management by objectives: antidote to future shock, J. Nurs. Admin. 5(2):27-30, 1975.

Tobin, H., Yoder, P., Hull, P., Scott, B., Poole, D., and Coye, D.: The process of staff development: components for change, St. Louis, 1974, The C. V. Mosby Co.

第4章

看護業務の管理

　効果的な管理には，よく考えて代表を決めることが有用な鍵となる．看護指導者はその任務を達成するため，1つの機序をもつことが必須である．すなわち自己の活用である．実施されている組織は，看護婦が安全，確実な枠組の中で活動できるように通常雇用機関が予め決めたものである．看護指導者は自己，班員，及びそれについて働く業務系の変動因子を抱えている．効果は，適合した要員に責任をうまく与えることによって最大のものになる．

　代表任命の過程で，指導者は，完了されるべき仕事の確実な終了，あるいはその仕事の一部を成就するため要員に権限を割当てる．ピラミッド型の管理で，看護指導者は自分に割当てられた業務の結果に対して必然的に責任を負う．逆に，全部員は指導者に対し同じく責任を負う．

　管理者たちは，代表に敬意を払うことは容易なことであるが，人員，環境，周囲の事情が相違するため，効果的に代表を決めることは必ずしも容易でないことが分かる．管理者としての役割には，管理を任された作業を十分進められる経験，知識，技術をもった代表者が必要である．

■看護業務の管理に含まれるもの

　看護業務の管理は，班員，配置，立案，編成，制御，参加，評価の過程の技術を必要とする．管理の個々の基本作業は相互に関連している．例えば，班員配置は立案に影響し，立案は編成に影響を与えるなどである．ある作業は他の

作業が始まる前に全部終わるわけではない．それらは交錯しており，常に順序にしたがって実施されるのではない．

　看護指導者が直面している最も重要的な関心は，要員の量，質，効果的な利用である．

　看護部の要求は次のような因子に依存している．

1.　病院また保健機関の大きさ
2.　その物理的設計
3.　その患者数
4.　その哲学，方針，実施方法
5.　利用される要員の型
6.　班員の回転
7.　保健施設の縮少，又は拡張
8.　知識の拡大とそれによる医療の変化
9.　看護実施業務の変化
10.　仕事を果たすのに利用される構造は人々と，その交互に作用する能力に依存した流動的な過程であるという認識

■班員配置計画の決定

　班員配置とは，組織業務に必要な各部位に班員を確保，配置し，維持することなどである．重点は配置される各部位に適った班員を確保，維持することに置かれる．

　班員配置計画原案を中央部に保管し，通常看護部長の指導下に維持すると組織効率は，増大する．班員配置計画原案 (master staffng plan) とは，その会計年度の適格看護業務 (quality nursing service) を行うため看護部が必要と考えた専門及び補助看護要員の総数を示した中央システムである．この計画は，患者に必要とされる看護と，それらの要求を満たすのに最も能力あると認められた看護要員の調査に基づいている．効果的な班員配置を促進する計画方針を確認しなければならない．雇用時に，勤務時間，班員編成に関連のある条件が

明確にされていなければならない．班員は何れも週労働時間，交替勤務時間（循環制が行われている時），流動方針，責任の意味を心得ているべきである．

■班員配置に関する中央化管理システムは看護要員の適正配分法であるか？

　中央化された班員配置システムは，この方法が病院又は保健機関内で与えられるすべての看護業務で班員割当ての中央管理となるので，全体的な部局計画作成において最善である．人員は一層均衡のとれた方式で看護部又は班に配分され，人員過剰や人員過少は最少限に抑えられる．またコンピューター化された方法がますます多く採用されるようになり，一層多くの保健業務機関が，人人の割当て適合手段として，データ処理を利用するようになった．

　中央化された管理システムにおいては，人員割当ての全責任はトップレベルに帰せられるので，各部局や班の責任者を時間のかかる任務から解放している．中央化された人員配置は，労働力状況の全体像を与える．部局や班の計画も再検討されるので，看護班内での病気，救急は患者看護の変更などの際に調整を容易にする．中央化システムでは，班員による特殊時間請求が減少する傾向にあることが判明した．慣れていない人に接触するよりは，その要求を心得ている人に接触する方が容易であることは自明である．

　しかし，中央化人員配置制度では，責任看護婦と班員との間に起こる直接の接触は，被雇用者の作業計画に関するので，取除かれる．中央化人員割当てを行う人（又はコンピューター）は，時間割での個人の予定についてはほとんど知らないことが分かる．コンピューターによる方法はまた，計画が真に公正であり，また実際の要求に適合したものであることを調べるという問題を提出する．データ処理は，人員配置に責任ある人々の必要性を完全に取除くものではない．管理にたずさわる人々は，計画，割当ての妥当性と可能性が，実施段階でそれをなしうる人によって評価され承認されることを確かめなければならない．

■看護業務の計画で分散化はどのような意味をもつか？

　分散システムでは看護業務の代表者（監督，婦長，病棟管理者，班指導者）に，

別の部局や班に割当てられた人員の時間と仕事の予定を立案できるようにする．分散システムは，割当てをする人が班に配置された班員について多くを知り，また管理者に作業状況の管理をしやすくするという前提で利用される．指導者と管理される人々の間にはより緊密な絆が作られる一方，分散化は看護室が，病気や緊急の場合に必要とされる予備員をかかえている場合にのみ効果的といえる．看護室は，患者や部局の要求に応じて人員をさまざまに移動させる権限をもたねばならない．

　分散システムでは，各部局や班は，看護業務や他の部局の要求を達成するために割当てられた一定数の作業者を有している．作業予定を計画する人は，患者や部局の要求と作業者の能力と希望を個人的了解の枠組みの中でそれを行う．個別的方法により，各班間の人員配置パターンには大きな変動がみられる．仕事に対する満足や不満の発生は，患者看護の要求の変動，並びにその割当てに対する班員の適応，反応に対する代表者の注意如何にかかっている．

■看護業務の代表任命に利用される命令系の説明

　組織上の構造は，保健業務提供者の目的達成のために必要である．責任はある階層から他の階層に委託され，行動の説明義務はすべての割当ての中に織り込まれている．

　多くの病院や大きな保健部局では，責任の委託はまた，個々の部局，部門，又は看護班が課せられた仕事の管理に責任を負い，また適当な筋を通して援助が受けられるということを知った上で，末端に割当てられる．

　責任を受け渡していく人々のはっきりした図解は絶対必要である．なぜならば，看護は，確認された要求に従い質の高い奉仕を求める人々の権利を保持しなければならないからである．組織的構造は，それによって業務基準が維持され，相談できる管理が行える組織となる．

　権威の線は通常階級的秩序である．看護業務の管理者は，機関の大きさと型に応じた助手，監督，婦長，病棟管理者，班指導者，プライマリ・ケア実施者，臨床専門技師のような一連の系統要員の中枢となる人である．命令系には，正

（又は準看護婦），看護助手，看護士のような補助的人員が加わることが少なくない．しかし，経費効率の研究から，補助員を多く雇うことの価値には問題があることが証明されたと信ずる病院及び保健機関管理者がいる．

　雇われている人々はそれぞれ，組織構成図で示された権威系に従った範囲内で，他の人々に対して自分の責任範囲を守る．

　地位が作られ，それにより独立した決定がなされ，その説得力が広い範囲（例えば，プライマリ・ケア，看護婦，臨床専門看護婦，派出看護婦）に，利用されるという看護婦の役割が拡大されてくるとともに，系統（ライン）と班員の地位との間の差異が不鮮明になるが，新しい役割の特定指針が完成されるまでは，すべての業務者は，共同の目標を実現するために，班員と協力して働く義務がある．

■看護業務の管理における看護指導者の主要な責任は何か？

　看護業務の管理で，看護指導者の主要な責任は，主として他の人々の作業を通して，個々の患者又は患者集団に質の高い看護を施すことである．班活動には触媒の役割が必要で，各人が責任の定められた分担を荷うことができて，しかも有能で多様な“助演者”の配役があることが要求される．班員は責任を委託され，行動する権限を与えられ，自分たちの行為に責任をもつ権利を有する，という信念は，班看護の哲学に本来備わったものである．

■作業負担を組織化する能力はいかに重要であるか？

　ある指導者が他の人の指導を効果的に行えるならば，その人は組織者である．看護業務の管理は，極めて強力な戦略の1つであり，示された目標を達成するのに，個人又は集団は何をなさなければならないかについての妥当な決定にかかっている．組織化することは，大量の複雑な情報を，取扱い易く記憶されるような構造に縮少する（本来階級組織的なことが多い）過程である．組織化過程には，二者択一における選択が含まれるので，決断を含む．管理的役割には，行為の総合パタンを目に見えるように具体化する能力が必要である．組織化す

ることは，正式な作業役割構造に属する人々と密接に関係している．

■代表任命の過程にはどのようなことがあるか？

どのような機構でも任務を達成する人々に依存しているので，代表任命は組織化の基礎である．看護指導者はまず割当てられた患者を知り，続いて全体としての看護状況を把握し，何を行う必要があるかを決定し，全体を管理可能の部分に区分する．指導者は，協力が互恵的（与えられるものであり受取られるもの）であり，指導と実行の高い標準が保たれ，健全な決定がなされ，かつ看護人員がその最高の能力にまで成長し発達するように援助されるような様式で，任務を割当てる．

■看護上の決定をする手順はどんなものか？

人が達成しようとするものを知れば，事を行う前に看護上の決定をすることは容易である．看護目標を行動目的に変えれば，指導者に実現に備えての指針を与えたことになる（行動目的の形式作成については第3章参照）．業務目標は，現実的で，はっきり定義され，組織，個人，班の目的を反映したものでなければならない．基準に関連した目的は，自信を高め，班員の満足に役立つ．関係者（患者，班員）の公然参加が示された形の目標は，絶えざる成長と発展の基盤となる．達成されるように計画された活動は目標達成に通じ，成就感と遂行感の共通表現となり，自覚となる．

一たび看護の必要が決定されれば，それらは業務目的と補助目的に分けられる．業務(operational)目的は，患者看護計画を実施し，また施設の日常活動を行う上に必要とするものを確認する．補助(supportive)目的は，班員配置，人員の展開のような保健機関によって与えられる活動の種類を規定する．

■業務目的がどのように使用されるかを説明する

保健機関又は看護施設の種類に関係なく，すべてに共通した看護の責任の特定領域がある．次の管理目的は，活動管理のため個人又は保健要員群の目標を

設定する場合の看護指導者に対する指針として役立つ.

A. その看護班員に割当てられた患者又は家族の要求を最優先する.

B. その役割を引受けようとしている看護指導者を通して情報の集積, 情報の提供, 改善制度を中央化する.

C. 保健機関及び看護要員に, 目標を現実的に作成する.

D. 看護班員に托されたすべての仕事に対して責任を固定する.

E. 調整と効率を考える.

F. 一時的不在の間の適当な補充を準備する.

G. 緊急事態, 特殊看護割当ての扱いに関して個々の班員に責任を割当てる.

H. 援助, 監督, 評価, 相談のため班員が指導者を利用できるようにしておく.

I. 保健看護系を評定する評価法を具体化する.

業務目的の再検討

A. その看護班員に割当てられた患者又は家族の要求を最優先する.

看護の主目標を達成するため, 看護を行う者は, 質の高い看護との折合いをつけなければならない. 班員は, この分野の権威者, その他の人々によって作られた定義を参考にすることになるが, 結局は, 許された基準構造と作業状況の中で, 何が自分達の"良い"看護を構成するかを, 自ら決定しなければならない.

患者に関する情報は, 班員に患者の割当てを考える前に, 注意して選択し振り分けを行う. 人間の本質がどんなものであれ, 割当てが行われた後では, ほとんどの作業状況で看護班員は, 患者のそれよりも, 自分たちの希望や関心によって直ちに反応することが観察される. 典型的な返答は, "あの人には二度と割当てないで!　手間をとらせて仕方がない". "私は西棟の患者がいい. あの人達の面倒をみることは楽しい". "私は彼女が好きです. 彼女は看護に感謝しています". 幸いにも, このような種類の返事は長続きしない. 看護に献身している班員はすぐに個々の看護計画の考えに没頭して, それを果たそうとする

からである．しかし，看護班員間の愛他的，協力的精神の維持は，公平，平等
な割当てにかかっている．この因子は，治療的看護介入が決定された後，最初
に考慮すべきことである．

　　B．その役割を引受けようとしている看護指導者を通して情報の集積，情報
　　　　の提供，改善制度を中央化する．

　看護指導者の役割を引受けることは，看護管理の適切な原則を実践に当ては
めようとする看護婦の心構えにかかっている．指導の原則を含めて，看護教育
の適当な公式的準備は，実践を始めるに当たって看護婦に必要な手段を与える．
有能な看護指導者の下でのよく計画された見習い活動は，新人指導者に支持と
指導にとって非常に必要な役割モデルを与えることになる．

　看護業務が教育と背景の異なった人からなる班によって行われる状況下では，
看護指導者は中心となる力である．この指導者は，指令（患者負担，班員充当，
集団責任，特殊割当てなど）を直接の上司より受け，その実施を班員に下ろし
ていく．

　各指導者には，自分の班の要員に患者を割当てる責任が与えられる．看護指
導者は，患者に対して最も近い職業上のきずなであり，もっとも理想的な患
者—班員関係を決定できなければならない．もし婦長又は監督がこの責任を果
たそうとしないならば，看護指導者は割当て前に相談を受けるべきである．

　看護指導者が指令系統の統制を維持することは重要である．班員は看護指導
者から指令を受け，その実行を指導者に保証すべきである．この過程は，指令
を与える会議を通して行われ，続いて必要に応じて個人的に接触し，注意が与
えられ，また報告のための会合がもたれる．

　医師，婦長，班員からの臨時の要求のように，まだ割当てられていない仕事
はすべて看護指導者を通して配分されなければならない．班段階での中央管理
の実際は，

1.　班外要員に対する唯一の連絡経路を明確にする．

2.　看護指導者にすべての活動を知らせる．

3.　もっとも能力ある人に任務が割当てられるようにする．

4.　班員の時間やエネルギーに対する過度の要求から班員を守る.

■活動が班段階で中央化されることがなぜ重要か？

　活動が中央で管理されなければ班員は次第に働くのが難しくなっていく.　誰に対しても援助を断ることができないある班員は，その時間の大部分を他の人々の責務を充足させることに消費してしまう.　"この患者を手伝ってくれない？" とか，"この器具の扱い方が分からない" とか "中央配給室 Central Supply へ行って頂けない？" などの要求は決して断れない.　別な班員は，医師の急ぎの要請に応じようとして，自分の能力以上の仕事を試みる.　要求に筋道をつける中央化システムは班員にかかる圧力を取り去り，それを適切に考慮する看護指導者の手に委ねる.

　C.　保健機関及び看護要員に目標を現実的に作成する.

　公認された保健看護機関での大部分の組織された看護業務は，哲学，基準，目的を発表している.　加えて，要員が利用可能の仕事の説明や手順書がある.すべての看護要員は，彼等が働く看護班に適した看護計画を展開し，実施するために，公表書の内容を理解することが絶対必要である.

　看護班員が，施設の機構内で実行できない看護計画に時間を消費することは目的にかなったものではない.　例えば，看護婦は（その計画が好ましいものであっても），特定患者が退院後，家庭で継続して看護を受けることを任意に決めることはできない.　班員はまず，そのような作業に担当医師の同意が得られるか，また病院あるいは外部の看護業務機関を通して得られるかどうかを点検しなければならない.

　もしある班が，食道内に挿管された患者の看護に対し各班員の交代制をとるならば，患者にも看護班員にも利益があろうなどということを点検せずに結論するとすれば，それは別の決断の誤りを冒すことになる.　班員は，正看護婦又は準看護婦のみがそのような割当てに適格であることを知るであろう.

　D.　看護班員に任されたすべての仕事に対して責任を固定する.

　患者看護割当てに加えて，大部分の看護班員には，調理，洗濯室を整え，供

給品を収納し，リネン類収納棚を整理し，患者を移送し，新入院患者用の空部屋を準備するなどの補助的な業務の責任が与えられる．このような付随的な作業の必要は，通常その病院の大きさや要員の利用度配分にかかっている．看護婦の時間がこのような仕事に費されるべきではないということは確かに唱道されている．大病院やその他の保健機関は，通常家事的雑用には別な人員を，また供給品の分配にも更に別な人員を用意している．また，大多数の病院には，花の世話，患者の移送，使い走りのような種々の仕事をする補助員群がいる．しかし，看護要員による計画的配慮を必要とするある量の仕事は常に残るものである．

　看護班員が責任を負う余分の仕事はすべて，なされるべき時を指定して，個個の班員に特別に割振られるべきである．通常，実際には，割当て表の上部にその割当て作業を果たすことになっている班員名を添えて余分の仕事を記録しておく．指示を与える会議の席上，指導者は要時更に情報を与えることができる．補助割当ては週毎に班員間で回転させることが最善である．退屈な，不快な仕事をしなければならないという抑圧は，休息があるということが分かれば軽減される．

　E．調整と効率を考える．

　各看護班には，考慮すべき地理的，物理的環境がある．班員の時間と労力の消費を最小限に抑えながら質の高い看護ができるような領域に仕事を限定することが極めて重要である．例えば，保健看護婦の患者分担は通常地理的に配分される．もし割当てがある都市又は郡の一端から他端に広がっていれば，望まれる目標の達成は割当てられた時間内では事実上不可能である．病院での状況も同様である．もし班員が，東棟の端の患者1人，中央棟の2人，西棟の3人を割当てられれば，患者も班員もともに欲求不満を起こすようになる．このような分断された割当ては，患者が十分な注意を払って貰えないので，敵意をもつようになる．続いて班員の方でも患者の要求があちこちに分散しているので，消耗し怒り易くなる．しかし，個々の患者の看護が考慮されなければならない．看護班員の数で患者の数を割って，担当患者をきめることが十分な看護になる

とは限らない．このような方法は，患者が人間であるという事実を無視するものであり，ある看護婦の割当ては名目だけであるのに反し，他の看護婦は多忙を極めるという結果を招く．

■看護指導者はどのように看護班員の仕事を調整できるか？

指導者は，次の特定の行動目的によって，作業の調整と効率を与えることができる．指導者は，

1.　看護班員に割当てられる患者の数を決定する．

2.　すべての患者の看護の優先順位を評定し，最小限度の看護しか必要としない人々から始めて，その患者の場所を書きとめる．

3.　動員できる班員を検討し，その役割，能力，好みを考慮する．

4.　最も熟練した手当を必要とする患者を最も有能な班員に割当てた後，その付近の患者をこの班員に割当てる．

5.　すべての患者が班員に割当てられるまで，この方法で割当てを続ける．

6.　看護の援助が必要になると予想されるならば，1人の患者又は患者群に二重割当てをする（できれば，隣接場所で働く班員に二重割当てを行う）．

F．一時的不在の間の適当な補充を準備する．

看護指導者は，班員がその任務から離れる時間中，患者の監視の手配をする．コーヒーブレーク，食事，会議，特殊割当ての間の引継ぎがなされなければならない．常時適当な要員が確実に得られるようにするため，補充について，他の看護指導者，また婦長，事務職員ともに計画に当たることが必要である．

看護会議の予定が組まれている時に任務から離れることができるよう，他の看護指導者と相互調整を行うことは特に重要である．これらの事前調整は何れも，特に複雑な環境では，指導者の時間を奪うことになるが，結局において，班員の時間が保持され，班機能が円滑になり，患者は定常の注意が受けられることになる．

G．緊急事態，特殊看護割当ての扱いに関して個々の班員に責任を割当てる．

看護の場では常に何かの不確実性が存在する．このことは，特に救急治療セ

ンターに当てはまるが，どの部門も危急状況から免れてはいない．誰にでも，偶発事故から内臓脱出，出血，心拍停止まであらゆることが起こりうる．看護班員が自分の責任は何であり，緊急事態に何をなすべきかを知ることは極めて重要である．

　緊急の場合の補充に最も効果的な計画は，各班員が緊急時に責任を負う場所で作業をさせながら，班内連絡系 (intercom system) で援助を要請することである．援助を得る方法が他にない場合は，別な人が援助のため派遣されるか，又は単に班員を動員することもある．主旨会議 (content conference) や，火災や災害訓練のような特殊活動期間では一定間隔で特定指示が与えられる．班員には，特にそのようにする要請がなされない限り，現場に急行しないような指示が与えられるべきである．興奮した要員が患者の周囲に集まっても，既に緊張している状況を改善するには何の役にも立たない．

　H.　援助，監督，評価，相談のため班員が指導者を利用できるようにしておく．

　看護活動を監督する過程には，活動の場に看護婦がいなければならない．そして利用できるということは肉体的存在以上のことを意味する．

　つまり，肉体，精神双方とも班員が指導者に近づき易いということを意味している．指導者は必要なときはいつでも仕事を援助する用意がなければならない——手順を教えること，一寸した知識を伝達すること，班員が自信がもてないと感じている看護作業を監督すること，個々の班員又は班の進歩を評価すること，適時患者や班員の相談にのること．

　看護指導者が利用されるためには，活動の主流にあるような仕事を自分に課するようにするがよい．病院では，これは治療あるいは投薬の管理などである．保健機関では，特定時間に診療室にいて，相談できるようにすることである．

■班の看護指導者はすぐれた看護を確実にするために何ができるか？

　1つの折衷案がある．優先順位の高い患者に，指導者よりも技術経験の少ない班員が割当てられる．しかし指導者は，特殊な専門技術を必要とする場合に

は，患者の看護を援助する．したがって，看護指導者は特殊な看護を必要とする患者にも，看護班に割当てられた他のすべての患者にも役立ってくる．

■ **これは看護指導者が通常は患者看護を行うことの個人的満足が否定されることを意味するのか？**

　ときに "役に立つ (available)" 役割は，看護を自分の職業として選んだそもそもの理由となっていることが多い．患者との密接な，持続的な接触という看護婦の個人的な満足を否定するという意見が出されている．しかし，またその特殊な訓練と才能が他の人々の教育と活動の指導によってより広く活用されていることが分かり，また患者，看護員双方に裨益していることを知って極めて感動させられる個人的満足で報いられる面もある．指導者はやはり自分の本来の願望を，恐らく別の形ではあるが，はるかに大きく達成しているといえる．

　I．保健看護系を評定する評価法を具体化する．

　看護指導者や看護班員が定期間隔で，自分たちの行ったことを評価することは当然である．明瞭に規定された目標のある看護班員は，どのような看護を行うべきかを心得ており，そのような看護を行う手順を用意している．班員，個人の作業予定表の使用，開放的伝達系の保持，会議などを通して，班員たちは最適の点検，均衡系をうまく維持することができる（評価法は第 8 章で再考される）．

看護管理における業務目的対支持目的

　業務目的は，仕事がどのようになされるかをすべて説明する．支持目的は，看護班員が予定された活動を行えるように用意された援助を与える程度を示している．

　支持目的は，雇用機関，特に看護班当局が，個々の看護員の成長と発達のため，また保健機関の利益のため看護員に提供できる便宜の種類を示している．

■支持目的の重要性は？

　よく計画され，よく遂行される支持目的は作業力を安定させるのに役立ち，それが順次すべての人々に望まれる質の高い看護を与えることに通じる．管理と看護員は，目標と方法について"心の会合"をもつべきである．これは看護の質を増進し，仕事の充実感を生み，創造し，業務を永続させる労働環境を働く人々に与える．

　労働力の不安定な施設にあっては，指導者の時間の多くは，労務現場で初めから新しく雇われた者を審査し，指導，訓練することで費されてしまう．班員がある割当てられた仕事に十分慣れる前に，次々と仕事を交代させられると，特に看護員が患者の看護を最優先させようとしているときには指導者の仕事を難しくしてしまう．

　実際の生活上，看護班員，特に妊娠年齢の女性の間には，ある程度の移動があろう．しかし，研究によれば，辞職は個人的事情よりも労働条件に対する不満のために起こることが多い．このような不満は通常，期待した仕事に対する失望や業務環境に対する一般的嫌悪感から生まれることが分かっている．

■行動用語で支持目的を列記する

　看護の質を増進し，仕事の充実感を生み，業務の永続性を招く支持目的は次のようである．管理力の機構は，

A．看護計画を実施するのに十分な数と種類の看護員を用意する．

B．その計画を実現するための権限を備えたすべての割り振りを支援する．

C．個人及び業務班の成長と発展を促進する．

D．健全な公衆関係を増進し，維持する．

支持目的の再検討

　A．看護計画を実施するための十分な数と種類の看護員を用意する．

　教育，職歴，人生経験の異なる看護員を雇い入れる保健機関としては，すべての看護員が個々別々に活動したのでは十分機能を果たすことができないので，集団看護の概念で包まなければならない．看護指導者の選択が極めて重要であ

る．指導者の役割として次のことが要求される．

1. 計画，遂行できる．
2. ある問題を現実的に扱い，論理的な解答を十分考え出せる想像力，率先性を有する．
3. 必要な援助，激励，力を備えて決定を支援するよう鍛えられている．
4. 仕事の割当てに熱心である．
5. 成功を強調し，失敗を最少にする．
6. 完了するまで任務に従う．
7. 責任を受け入れ，自分の行為並びに指導者に割当てられた看護員の行為に責任を負う．

■そのような指導者を選ぶには？

　被雇用者は個々に評価されねばならない．ある雇用者は，すべての看護者が同じ知識と技能を有し，したがって正看護婦を必要とするどんな仕事にも充当できると誤って信じている．しかし，第1章で検討されたように，班員が看護の現場にもち込む知識と技能には極めて大きな差異がある．班員配置パタンの計画者は，期待される人の教育と経験が特殊な環境で効果的な実績をあげるのに必要な多様な技能に適うものであるかどうかを決定する問題を抱えている．望まれている資格のない人，又は技能が列挙された仕事の内容に適さない人で，ある仕事を一時まかなわなければならないことがあるとしても，雇用者は適任者が得られるまで，探し求め続ける必要がある．

■半熟練者が看護に選ばれるのは？

　各班員を極めて慎重に選ぶことが最も重要なことである．看護指導者は，看護員として働く人の選択に参加すべきである．

　繰り返すが，準備と経験が，仕事の責任と秤りにかけられる．期待される被雇用者が看護班員の1人と仲がよいという理由でその人を採用してはならない．採用予定者には"人間が好きである"とか，看護婦になりたいという希望以上

に十分な資格がなくてはならず，"家庭で沢山の人の世話をして"得たもの以上の経験と訓練が必要である．このような人は有用な班員となる潜在的能力をもっているかも知れないが，十分な心構えのない人を雇うことは，どうにもならない危険を招くことになる．

■必要な数の要員を決めるために踏む手順は？

要員の数は通常中央化されていないところでは調整されない．一般的な手順は，病棟管理者，婦長，班指導者が監督者に推薦し，監督者は次に看護部長に人員の必要性を知らせる．班員と相談の上作成された支持文書にすべての要請を添付するようにする．理想的な形で引用されるような看護婦—患者の定まった比率というものはない．解答は各環境内にある．雇用者は，特定患者集団に対する質の高い看護実施を確保するのに使われる規準を考えて，どれ程の人員が必要であるかを決める．

どのような環境でも，次の条件を満たすに十分な人員が雇用される必要がある．(1)四六時中適正に割当てが行われる．(2)どの班員が欠勤しても，結果に重大な支障をきたすことはない．(3)質の高い看護が保証され，(4)看護班員の成長と発展に十分な自由が許される．

■班員割当てに関連した問題の再検討

班員割当ては保健機関で年間を通じて問題となる．ほとんどすべての施設は重大な状況に直面している．経費の持続的な螺旋状上昇が，看護界に大きな衝撃を与えてきた．保健は合衆国で第2の大きな産業に位置している．大企業の看護界への進出とともに，経費因子が綿密に調査されている．病院予算の約50％は，看護要員の維持に費されている．看護婦でない雇用者は，準看護婦 (LVN) が"全く同様に"できる仕事になぜ正看護婦 (RN) を雇わなければならないのかに理解し難いものを感じている（ときに，仕事内容も全く同じように思われる！）．かれらはまた，1人の正看護婦が，完全に看護助手からなる班を指導できないのか理由を見い出せないでいる．

■看護指導者が看護に十分な班員を確保するためにできること

　看護者が知恵を働かせるのはここである．患者看護と看護業務の点で所期の目標達成に成果をあげるには，看護指導者は基金を管理している人々に，提案された通りの班員の追加が必要であることを確信させなければならない．

　恐らく，必要とされる数と種類の班員の獲得に最も重要な唯一の手段は，管理者を問題の再検討に参加させることである．看護婦には証明の責任がある．指導者は，追加要員を要する実例を明確に提示し，要請を支持する適切なデータを準備できなければならない．指導者は次に，十分な意味をもつようにデータを説明できなければならない．ほとんどの管理者は，明瞭に示された事実の1ページは，冗長な報告よりもはるかにまさることを知っている．また，このデータは会合に先立って適当な経路で管理者に送られていなければならない．これは，看護婦がこの問題は前もって準備するほど十分に重要であると信じていることを管理者に知らせ，管理者にデータを消化させる時間を与えることになる．

　管理者は実務家である，かれらが，貧弱な看護が行われて，職員の異動による人力のおどろく程の浪費があり，それが班員配置パタンの不適正によって起こっていることを認めたならば，何かの処置がとられるだろう．しかし看護婦は率先しなくてはならず，自分たちのために問題を解決するのに"だれか"や"彼ら"を待っていてはならない．

　B．実行する権限と共に，すべての割当てを支援する．

　看護業務の決定はできるかぎり組織の末端段階でなされるのが最善である．看護指導者の主要な責任は他の人により仕事を仕上げさせることである．指導者が能率的であるためには，当面の業務管理する権限をもたなければならない．指導者は，それらの責任を果たす権限とともに，特殊な，よく計画された，受入れられるパタン（仕事の説明，手順手引，関連方策）に従って責務を班員に順次委託していく．班員がその割当てを心得ていると指導者が確信したならば，各人はその行動について指導者に責任を負うと思われる．

■班員が割当てられた役割に責任をとることができない場合は，看護指導者は

どんな行為がとれるか？

まず，看護指導者は，権限の代表委任の結果として，どんな行為が発生して
もそれに対して完全な責任を負う義務がある．個々の人が指導者に対して責任
があると考えられるのと全く同様に，指導者はその直接の上司に対し責任を負
っている．言い訳をする余地はない．

積極的な問題解決の方法が各状況に応じてとられなければならない．指導者
が原因を発見しようとして，出来事を取巻く環境を再検討しようと思うのは確
かである．自由で開放された相互伝達系が解答の発見に役立つと思われる．恐
らく，単純な質疑−解答の会合が問題を明瞭にする．例えば，指導者は反則者に
"どうなったか"と尋ねて，"しくじりました"という答がくることがある．指
導者はその出来事の意味を決める判断を働かせる．その班員が平常は信頼でき，
責任感があることが知られていれば，仕事の食い違いをはっきりさせるだけで，
他にどんな行為もとる必要はない．

解明のための討論に加わる必要はある．"指導者の指示が相容れないもので
あったのか？""要求が過大であったのか？""班員はその任務に必要な資格を
持っていたか？""このような行動は班員に共通のものであるのか？"

解決は簡単なものから複雑なものまで多様である．

選択の範囲は次のようなものとなろう．

1. その班員が責任がとれるような兆候がみられるまで，割当てを減らすこと
   によって責任の範囲を減らす．
2. 指導者は，班員が刺激された状態でいるためには一層強力な意欲を必要と
   すると信じているので，作業量を増加させる．
3. 不断の助力又は監督を行う．
4. 今後の作業を査定する．
5. 看護指導者と班員の間で談合の時間をもつことを計画する．

班員の行動の修正には懲戒を必要とすることがある．ときにこれは，孤立と
いう形で，あるいは明らかな又は隠れた敵意となって班の同僚からの圧力が自
然に生じてくる．しかし，懲戒行為が看護指導者によって選択されるならば，

問題を指導者の直接の上司と相談して最善の処理がなされる.

■指導者は自分の決定をどのようにして，ためらう管理者に支持させるか？

　恐らく，管理者が指導者の決定を支持する方向に向ける最も大切な手段は，現場の業務の哲学，目的を決定するのに，管理者自身を含めることである. 大部分の管理者は，保健機関内の任命された指導者による考えに関心をもち，歓迎している. 開放的政策が行われているとき，問題は公正に決定され，対処される. 会合の後で，指導者は，失敗と成功の引き金になったものを評価し，記憶し，失敗した方法を棄てなければならない. しかし，すべての戦いを勝つわけにはいかず，ある妥協もしなければならないことを記憶しておくべきである. しかし，行為の変更計画が規定された保健要求の充足を著しく損なうことのないよう確かめるようにする.

■行動するための権限がときに無視され，却下され，否定されるような状況で，看護指導者はどのように対処できるか？

　管理者と権力の争いをしている看護指導者は，効果的に働くことができない. 妥当な決定を行い，しかもその決定が管理当局によって支持されないということは，指導者の士気と，指導者の指針を当てにしている班員の士気を破壊する. 看護における指導者の無力化は次の場合に起こる.

1.　他の管理者が，割当てられた指導者に相談なしに仕事の割当てを変更する.

2.　指導者が看護問題の解決を率先して行い，その決定を監督者に却下される.

3.　指導者が週に1回主旨会議を主催することを決定し，管理者が，その実施を時間の浪費であると決断する.

　看護指導者は，設けられた枠内で働ける承認と支持が得られなければ，最高の看護に必要な進歩を計ることはできない. 権力なしで指導が問題となる状況に対処するための過程は次のようなものである.

1.　指導者の行為がその権力の範囲のものであったかどうかを決定するために，状況を再検討すること.

2.　問題を解決するために，努力を無駄にした人々と相談する．

3.　権威が責任を伴わねばならない立場をとること．

　もし指導者が自分が有能であることを知っており，また解決のすべての既知方法を試みて，失敗し，管理当局の信頼を失ったとすれば，指導の地位を失うかもしれないことを真剣に考えるべきである．

　C．個人及び業務班の成長と発達を育てる．

　典型的な看護班，個々の班員は各状況に要する成長と発展の能力をもっている．調査研究で，個人又は班の行動と，情動的刺激の喚起との間には直接関係があることが示されている．緊張が増すにつれて，学び，働こうとする動機はある点まで増大する．緊張が高すぎるときは，学習，成果は低下する．したがって，班又は個人が心理的にも生理的にも生き残ろうとすることに忙殺されて，その仕事の経験を組織化することは難しくなる．典型的な緊張亢進要因は，攻撃，対決，見当違いのユーモアなどの行動である．

　看護班員の成長と発達は，組織化された，効果的な行動パタンを作り出すよう刺激が生じるときに極めて促進される．緊張を鎮静させるものとしては，支援行為，教育過程を通しての発展，互いに関心と愛情を表わすようにすることなどがある．

　情動的な雰囲気の中で最もよく働ける少数の人がいる．これらの人々は別個に考慮され，彼等にとっても，全看護業務にとっても役に立つような相互作用を作りあげるように援助しなければならない．

■班及び個人の成長と発達が現実のものとなるようどんな入力が必要とされるか？

　班員はその指導者の延長となるので，教育の訓練は看護管理の真髄である．他の人々の職業的成長を指導するためには，教育—学習の過程に含まれた事実を理解しなければならない．

1.　人の行動の特質は何れも，遺伝的，及び環境的影響の間の相互作用の産物である．ある特質は容易に環境的条件（例えば，食物，色に対する好

み）によって影響される．また骨格の発達速度のような別の特質は，環境の極端な変動によってしか影響されないように思われる．

2. 個人的発達の間に，種々の行動能力が現われる，ある特殊な段階がある．例えば，最も速やかな精神的成長は乳児期と幼児期初期にみられる．平均的小児は，その全精神発達の約半分を5歳までに達成する．それ以後，学習能力は成人期までそれより低い割合で増加する．

愛，独立，視野，同僚関係，異性愛などに対する個人的受容力が用いられる形は，以後の行動パタンを決め，変化に対して強く抵抗する（読者は成長と発達に関する最近の教科書を参考にして欲しい）．ある人がある仕事の現場でなすことの最良の1つの指標は，その人が過去において何をなしたかである．

3. 報酬によって強化された行動は，繰り返しみられるようである．改善の兆候，又はいかなる種類の強化もみられないような経験の純然たる繰り返しは，学習過程の指導としては貧弱な方法である．

4. 最初の学習経験は，学習者が何を知るべきかを教えるよう工夫されるべきである．それらは積極的なものであり，恐れさせるようなものであってはならない．もしある人が一方的な学び方をすれば，新しい方法，試み，技術を学ぶことは困難となることが少なくない．この型又は行動パタンは，いつまでも残って，新しい学習を面倒なものにする．

圧迫と処罰は学習に種々の不確実な効果を及ぼす．期待された返答が繰り返しみられることが多くなることも，少なくなることもあり，あるいはそれ以上の学習を妨げる傾向が打ち出されることもある．すべての人々（教える人も学ぶ人も）は，ある努力において失敗し，弁解の余地のないある種の誤りをおかしても当然としなくてはならない．成果並びに失敗を記録することが重要である．

5. 最も効果があるのは，学習における報酬（強化）が，望まれる行動に直ぐ続くことである．そうすれば学ぶ人の心に望まれる行為とはっきりと結びつけられるにちがいない．他の人々を教えることは，次のことによって達成される．

   a. なされるべき仕事とそれを行う理由を説明する.

   b. 仕事に含まれる主要点を再検討する（できれば，学習者は文書にされ
      た仕事内容又はその他の資料を予め学習しておく）.

   c. 学習者が観察しているときに明示する.

   d. 学習者の仕事の遂行を観察する.

   e. 正しい応答を称え，弱点を指摘する.

   f. 必要なら仕事を繰り返し示してやる.

   g. 学習経験の後，できるだけ速やかに学習者に新しい仕事を割当てる.

   h. 評価と積極的強化を続行する.

6. 他の生活状況に移行させられる点で最大の価値をもつ型の報酬又は強化
   は，自己を捧げる種類のもの，つまり目的を達成することの満足感であ
   る. そのような満足感は，効果をあげる看護指導者に必要な構成要素で
   ある.

看護の中には，方針決定への参加の機会が少なく，創造の可能性も少なく，
人の業務環境の管理もされず，また仕事そのものに本質的な興味をもつ見込み
がほとんどなさそうな業務がある. そのような場合にその仕事をする人を選ぶ
には，本来の能力や教育に欠けていて，方針決定や問題解決をしなくてもよい
ということが主な願いであるような人を当てるということが重要である.

7. 新鮮，新奇，刺激的な経験を得る機会は，通常条件づけや学習に効果的
   なある種の報酬である. 日々の仕事の予定は再検と再割当ての必要があ
   る. 他の型の割当てで変化が与えられない限り，1つの仕事が長すぎる
   と疲労を招くものである. そのような場合，割当ての完了の遅延が起こ
   りやすく，誤りを起こす危険性が高い割合で常に存在する.

8. 以前には混乱し，惑わせられた状況を突然理解できるような学習経験は，
   次のような場合にみられる.

   a. 十分な背景と準備がある.

   b. 全状況が含まれる関係に，注意が払われる.

   c. 仕事に意義が込められている.

　　d．仕事がその人の能力の範囲内にある．

9.　学習者は目的を達成する必要の限度においてのみ，任意の学習領域で進歩する．作業者は"どうにかやれる"程度にしかやれないが，刺激が高まると，向上が生まれる．

10.　学習直後の復習は，忘却量を減らす．忘却ははじめ速やかに進行するが，その後は緩慢になる．新しい方法を学ぶときは，新鮮な素材を間に入れるようにする（例えば，1日1時間とれば，全割当て時間を連続した学習に費すよりすぐれている）．

11.　すべての学習は自ら学ぶことである．看護指導者は，班員に学習の機会を与え刺激するようにし，知識欲を刺激する道を考える．

12.　人々は，彼等の概念に反する新しい情報を記憶するのではなく，彼等の現在の態度を更に確かなものにする新しい情報を記憶する．人々は，彼等自身の意見と一致する集団，読みもの，その他の影響を選ぶ傾向がある．彼等は，矛盾する見解との接触を断ち切る傾向がある．学習者は，新しい考えを適用するまで，それらを同化する時間を与えられねばならない．人が新しい経験，新しいことや考え方を受け入れ，世界を見るこれまでの方法を新しい知覚領域に移すことができれば，学習が生まれる．

13.　与えられた状況に対して同じ反応をする人は2人といない．ある人の遺伝，身体的成熟，知性，運動技能，健康，他人との経験，態度，動機，精力，嗜好，恐怖など，すべてがその人の反応形成にかかわってくる．

14.　成長，発達の速度と成果の度合いには大きな変動がみられる．"遅咲き"の人が発達の初期段階でははるかに先行していた人を追越す場合もある．

15.　ある人の攻撃性，競合性，率先性と，要求遂行力との間には明らかに正の相関がある．

意味あい：被雇用者を当初に十分選択することは，看護業務を成功させるのに重要である．学習者（班員）を知ること．割当てや検討段階では班員の能力と関心に応じて変化をつけること．

16.　新しい学習への心構えは何れも，彼がその学習をどれくらい重要に感じ

とっているか，教師や学習環境についてどう感じているかに依存している．講師は，教えたものを学習者が意識的努力をせずに習慣，行為となし得たとき，成果を上げたことになる．

17.　別の班の人に対する態度は，通常班内の人から習得する．したがって，看護班員の態度が積極的であること，またその考え方，業務が近代的であることが重要である．

18.　人種，国籍，宗教，社会階級などの背景は異なるが，同じ地位，同じ気持ちの基盤に立って共に働き，共に楽しむ人は，通常互いに好きになるものである．

■保健機関は個人又は看護班の知的，専門的発展をどのようにして計ることができるか？

計画の行きとどいた保健機関は，患者及び職員の教育に公然と委ねられている．看護職員の系統的教育計画は，各看護班員及び班が共に知的，専門的に成長する機会が確かに与えられるよう発展している．

個人及び班による学習経験の記録は，看護員の成長と発展に責任のある人には貴重な支援となる．婦長あるいは直接の上司は，班員名を記して記録の記入を始め，看護指導者はこの方法を続行する．各班員又は班が成長と発展の機会を等しくもったということを確証するために，仕事の経験と学習機会を表にし，点検し日付を付す．

各班員は，個人又は班の成果に対する関心，要求を直接の上司に知らせる責任をもち，したがってそれらは考慮の資料となるよう記録される．

■職員の成長，発展の責任は誰にあるか？

進歩に必要なすべてが実行されているか否かをみることは，雇用機関，看護員の共同の責任である．雇用機関は，時間と金銭的増額により，要求を十分叶えるための妥当な筋道を準備すべきであり，また職員は従って，望まれる目標を実現するために，かれらの生活様式を調整しなければならない．職員向上

の公約には，彼等の時間と財源を与えるということについて機関，個人，及び班の側の積極的同意を必要とする．経費が高いとか，患者が少ない地域又は不時の支出のような障害を蒙ったときには，人件費が当を得ていないことを確信しようとして，職員教育又は職員にかかる支出を削減しようとする誘惑にかられる．

　職員の発展の成果は往々にしてつかみにくいものであるが，十分行き届いた管理者や看護者は何れも，高度の学習から生まれる利点は絶対必須なものであることを知っている．看護指導者は，個人的成長と発展のために提供された機会を活用して，職業的行動の変化として現わし，この概念の拡充を助長することができる．例えば，更に訓練を積んだ後であれば，指導者は一層複雑な看護技術を教え，仕事負荷を一層好都合に組織し，又は業務環境内で発生する行動によく対処することができることになる．

■成長，発展のためにどのような種類の経験が看護職員に利用されるか？

　班及び個人的成果に通じる道筋は多数，多様である．綿密に計画されていれば，均整のとれた，不断の学習経験は，職員各自が維持できるものである．多くの州で法律によって定められた持続教育により，研修会，自習，短期過程など看護実施者にとって利用できる機会の芽が出て来ている．

　業務環境は看護員に豊かな機会を与えるものである．看護指導者，臨床専門看護婦，婦長，医師，精神相談医，連合保健員，患者とその家族など，すべての人的資源が最適の患者看護のため才能を調合して貢献している．このような調整過程は仕事の差別を最小限にし，すべての看護員の最高能力を完全に活用できることが力説される．

　看護，安全，要員指針，教育等に関する機関委員会への代表参加は，縦及び横の相互連絡を強化する．班員の介入は見解の共有を生み，決定を受け入れ易くする．委員会委員は，班の意見が会議の時によく提示されるように，自分の職場によく通じ，フィードバックが行えるようにする責任がある．委員会委員は，その本人又は班を知るとき，その要求に対して更に個人的関心をもつよう

になろう.

　D. 十分な広報活動を拡充し，維持する.

■十分な広報活動とはどんな意味があるか？

　十分な広報活動(good public relations) とは，本書では最適の看護を行えるようにするために必要な相互関係と定義される．これは，関連領域の人々，集団の協力関係を確立し，維持することにより達成される．看護の広報（渉外）活動は，縦横の段階で起こる．これらの関係は，予防的，治療的，栄養的目的で，通常ある期間同じ地区で看護婦と患者が一緒になって作り出す．班業務の概念は，業務関係の気安さの程度を意味している．この概念は，すべての段階の患者のためになされるあらゆる接触にももちこまれる.

■看護指導者はどのような種類の広報活動に関係するか？

　縦と横の2つの間には，はっきりしない関係もあるが，看護指導者は普通両者の広報活動に参加する．横の広報活動は，直接の業務現場内で起こるものである．これらは，機能維持に役立つ病院，機関内の直接の看護部域及びその延長をすべて含むものである．横の関係は通常，看護婦—患者，看護婦—家族，看護婦—職員，看護婦—雇用者などである．縦の関係は看護婦—地域社会，及び看護婦—職業などである．縦の関係は，既得の利益を代表する個人あるいは集団，社会機関，宗教組織，事業施設，政府機関，学校，職業組織なども含む.

■十分な広報活動を維持する看護指導者の役割は何か？

　看護指導者にとっては，縦，横の段階でのよい関係が個人又は班の行動の自由な相互作用の中で自然発生的に生じるのを期待するのではなく，それらを計画することが必要である．看護指導者は，看護業務が管理される直接の，またその延長の地域社会を知り，関心をもつ責任がある．ある地域社会内の人々の数，種類は，社会生活の型と患者の期待に大きく影響する．これには，看護指導者が，日常生活で人々が利用する施設，接触面での知識をもつことを必要とする.

　すべての活動的な分野におけるように，地域社会間にはかなりの変動がある．看護指導者は，公衆への奉仕領域における主要な作業機能の知識を維持し，必要とされる自由な交換が行える相互関係を促進する責任がある．1つの例は健康である．地域社会のために，看護指導者は次のことを知っておく必要がある．(1)記録と統計のある場所，(2)公衆衛生処置，(3)検査室の種類と利用性，(4)保健教育施設，(5)地域社会保健看護業務，(6)母子保健業務，(7)伝染病管理，(8)慢性疾患援助，(9)リハビリテーション施設．

　知識と可能な連座が必要とされる他の例は，経済生活，政府法令実施政策，地域社会計画，住宅，教育，レクリエーション，宗教活動，公共福祉施設，公報手段，集団間の関係（社会的集団，小数集団のような）．

　十分な広報活動は，看護指導者が次のようにするとき，最良の成果をみせる．

1.　関連するすべての人，集団の協力的努力を活発にする．

　a．論点，問題がすべての面の人々にはっきりと理解されていることを確かめる．

　b．関連する人々から，論点又は問題について明瞭でしかも，柔軟性のある感触を得る．

　c．必要とされる業務との相互依存関係に入る意志のあることを示す．

2.　次のことに積極的に従事することにより十分な広報活動を促進する方策を講じる．

　a．専門組織．

　b．個人的要求や関心に基づいた地域社会活動．

文　献

Bureau of Business Practice: The art of motivating people, Waterford, Conn., 1975, pp. 4-26; 198-219.

Cobb, P., and Warner, D.: Task substitution among skill classes of nursing personnel, Nurs. Research **22**(2):130-137, 1973.

Donovan, H.: Nursing service administration: managing the enterprise, St. Louis, 1975, The C. V. Mosby Co., pp. 84-127.

Douglass, L., and Bevis, E.: Nursing leadership in action: principles and application to staff situations, ed. 2, St. Louis, 1974, The C. V. Mosby Co., pp. 109-135.

Felton, G.: Body rhythm effects on rotating work shifts, Nurs. Digest 6(1):29-32, 1976.

Fine, R.: Controlling nurses' workloads, Am. J. Nurs. 74(12):2206-2207, 1974.

Froebe, D.: Scheduling: by team or individually, J. Nurs. Admin. 4(3):34-36, 1974.

Gahan, R., and Talley, R.: A block scheduling system, J. Nurs. Admin. 5(9):39-41, 1975.

Koontz, H., and O'Donnell, C.: Principles of management, New York, 1968, McGraw-Hill Book Co.

Kragel, J., Mousseau, V., Goldsmith, C., and Arora, R.: Patient care systems, Philadelphia, 1974, J. B. Lippincott Co., pp. 110-129.

Ryan, T., Barker, B., and Marciante, A.: A system for determining appropriate nurse staffing, J. Nurs. Admin. 5(5):30-38, 1975.

Stevens, B.: The nurse executive, Wakefield, Mass., 1975, Contemporary Pub. Inc., pp. 131-146; 66-74.

Stone, S., Berger, M., Elhart, D., Firsich, S., and Jordan, S., editors: Management for nurses: a multidisciplinary approach, St. Louis, 1976, The C. V. Mosby Co., pp. 58-69; 211-228.

Warstler, M.: Cyclic work schedules and a nonnurse coordinator of staffing, J. Nurs. Admin. 3(6):45-51, 1973.

第5章

班　活　動

　班関係の中で，人々は価値のある何かを遂行する目的のために集結し，したがってその仕事のために互いに奮闘できる.

　集団(班, group) には公式のものから非公式のものまで多くの種類がある. 例えば，社会的(ボーリング・クラブ)，政治的(党派閥)，教育的(名誉協会)，療法的(体重規制会) などである. この章は班活動の1種，すなわち構成組織内で作動する小業務班を対象にする. この集団力学の研究は，看護会議の設置を含めたあらゆる看護活動における看護指導者に適用できるものである.

■ "集団力学" という語は何を意味するか？

　定義では，"集団(班)" とはよせ集められた多くの人々，又はものである. "力学" とは運動を起こす力の効果を意味する. 社会学者 Kurt Lewin は 1930 年代の中頃に，小さな集団の全く新しい現象を正式に研究し始めた. 1951 年に彼は小集団内の人々との相互作用を示すために "集団力学 (group dynamics)" という語を作った. "集団関係 (group relations)"，集団(班)活動 (group process)"，"集団心理学 (group psychology) のようなその他の用語が，この同じ現象を示すのに用いられる.

　集団力学は，依存的及び相互依存度の両行動を含めた常に変動する過程と要約される. 集団(班)で，エネルギーが消費されて何かが起こる. いかなる領域での変化も，他のすべての領域に影響を与える. 集団が相互作用するにつれて，

雰囲気，あるいは“風土(climate)”が生まれ，集団はそれ自身の個性を備える．健全な集団関係は，最適の成果を与える集団結束力を生じる．他方，不健全な方策や“権力の乱用”は分裂と紛争を生み，集団活動を妨害する．

効果的な小看護作業班の設置

　看護指導者は班指導に関わるので，小班の作業知識を得てそれらがどのように機能するかを知ることが非常に望ましい．記憶すべき重要なことは，患者の要求を確実に充足するために一定の規準が満たされねばならないということである．この事実は，看護員が積極的集団として機能することを要求する．したがって，班員は，指導要綱と個人的充足を指導者に求めなければならない．

■看護班はどのようにして班として効果的に機能できるか？
　効果的な看護班は，まず第一に班として組織でき，働く前に，公認の権力機構から承認されたものであることを認識しなくてはならない．これには，(1)雇用機関の管理要員による支持，(2)十分な有資格要員の充当，(3)目的を達成するために必要な財源などがある．
　高水準の働きがない看護班は，その仕事に十分に養成された指導者又は班員をもたないか，あるいは当事者たちが自らの役割の意味を理解していないかである．他の原因は財政的支持の欠如である．財政的援助が不十分であることによる避け難い結果は，看護法の知識の乏しい従業員が少数いるに過ぎないということになる．班の努力は奏効せず，また参加努力による看護概念は単なる言葉だけのものになってしまう．

■看護における“効果的な小看護作業班”という語は何を意味するか？
　効果的な小看護作業班とは，通常背景や養成過程がさまざまな看護指導者と少数の班員から成る比較的安定した要員群をいう．看護には，このほかに短期の目標達成のために結成された集団がある．これらは実行委員会又は機動班で

ある．班員が効果的に機能するためには，いくつかの重要な要素が存在していなくてはならない．

1. 班は，患者の集団を看護する看護班のように共同作業するための理由を持たねばならない．
2. 班員は，各人がそれ自身の専門独自体であるが，全体の目的達成のためにはそれぞれ他の人を必要とすることを認めて，相互依存的でなければならない．
3. 班員は，個人的接触よりもむしろ参加的活動の哲学にかかわることが必要である．
4. 班員はその行為に対する責任をとり，すべての活動に対する組織的なシステムを説明する責任をもつ．

■小看護班の努力の主な目標は？

　小看護作業班関係の最終目標は，質の高い看護の実施に向かって働く，結合力のある，相互扶助的な，信頼できる集団に発展することである．同時に班員は，価値，特徴，能力，行動において個人差を尊重し，個人及び班の成長と発展を心がける．

■効果的な小作業班の主な行動目的を列挙する

　効果をあげている小作業班は，

1. 班の背景を考慮している（班の歴史に留意し，今日の伝統，規範，目標，進展，活動に至った過去の班員の反応と感情を考える）．
2. 班の目的と目標をはっきりと理解した証明をもっている．
3. 目標に向かっての作業法選択に弾力性を示している．
4. 高度の信頼と開放性を示している．
5. 班活動に注意している．すべての観点を慎重に考慮して，効果的な決断を取り，実行する．適当と思われる場合，重要な決定は全員の参加のもとに行っている．

6.　班の成果と，指導者を含めた個人的要求の充足との間の均衡が与えられるよう努力している．

7.　高度の結束力（班員にとっての魅力）を現わし，しかも指導者又は班員に適正な自由が許されている．

8.　その班員の異なった能力を認め，班のもてる力を賢明に活用している．

9.　客観性を維持して班活動を検討し，問題に直面し，また必要とされる修正を行っている．

10.　情動的，合理的行動の間の均衡を保ちながら行動を成果のあがる班の努力につなぐ．

■ **効果的な班機能に含まれる基本的概念は何か？**

　看護の班の状況がどのようなものであっても，指導者は班運営の2つの基本的な概念に注意しなければならない．(1)任務達成と(2)人間関係である．任務の達成と個人的行動は班の努力の全効果にはっきりした関連をもっているので，指導者は以上の2つの関係を心得ていなければならない．任務達成と人間関係との間の適切な均衡を考えることは，極めて困難ではあるが重要なことである．小看護作業班にあっては，成果は質の高い看護を生み出すことである．したがって，任務に向けられたものであれ，人間の間のものであれ，班の目的を妨害する因子は何れも対決し，処理しなければならない．

■ **小作業班の "任務達成" を述べ．指導者の役割を示す**

　すべての看護班は，まず第一に指定された機能を実行するために存在する．そのような班の例は，任務指向の活動が実行されている機能的看護，班の看護員が患者集団に看護を行うために初めに決定された目標達成に向かって働いている班看護，特別に訓練された要員が指示された任務の達成に協力している集中看護などである．看護指導者の役割は，看護上の問題を明らかにし，問題解決のための効果的介入に動く際の班の努力を促進し，調整することである．指導者の機能は次のように定められる．

1. 手ほどきをする（定義を与え，示唆を与え，提案し，告げる）.

2. 情報又は意見を求めること（事実や情報を集める）.

3. 情報又は意見を与えること（事実や情報を提供し，意見，示唆，着想を与える）.

4. 問題を明確にし，詳細を述べること（フィードバックを求める．見本を示す）.

5. 要約すること（班の行動や検討の基礎となるように，情報を繰り返し説明し，決断，結論を与える）.

6. 意見の一致を検査すること（どれ程の仕事が完了し，どの程度の同意が得られたかを知るために，班を点検する）.

　作業班の任務達成に，指導の鍵となる重要な他の面は，班の作業規定量との関連で任務達成を考えることである．研究によれば，もし指示された任務が班員の目標と一致しなければ成果は阻害されること，班の結束は強力な推進力であること，個々の人はかれらの初めの作業班での経験から多くの手がかりを得て満足を見出し，同僚との衝突を起こさないようにしていることが示されている．この知識が，小作業班の促進者としての指導者の役割の重要性の概念を強固なものにする.

■小作業班の人間関係と看護婦指導者の役割を論ずる

　班内で起こる相互作用及び関係は，その班構成に独特なものであり，したがって，任務の達成時に班員に生じてくるものに応じて，明らかにされ，育くまれ，変更されなければならない．指導力の働きには，次のものが含まれる.

1. 個人的要求への留意．個々の人は何れも，班や任務を損なうような特別な要求を班にもちこむものである．Maslow によれば，まず生理的要求（空腹，渇き，等々）が満たされなければならない．これが充足されると，安全の要求，社会的要求，自尊心の要求が続き，最後に自己能力の発現要求がくる．Maslow は，もし彼等の環境条件が，まず低い要求を達成させるような目標を採用しなければ，人々は決して自己能力発現に向かって動かされない

と強く信じている.

　密接に結束した小作業班はまた, 自己の作業活動方法によって個性を延ば
すよりはむしろ, 同一性や役割の不鮮明化を助長するかも知れない. 個人に
よる班の価値の受容は, 小さな班の努力にとって必要ではあるが, もしこれ
が個人の発展を無視して行われるならば, 班員への積極的な影響が次第に減
少するようになろう.

2.　協力的関係の中での自分の役割に対する各班員の反応を明らかにする. 援
　　助と指導を頼むことのできる親密な班員とともに結束集団——例えば看護
　　班のような——にしっかり巻込まれているとき, もっとも効果的に機能す
　　る人もいれば, また密接に結束した群から孤立した位置に向かって引き寄
　　せられる人もいる. 相互依存の役割を育てるためには, 看護指導者は各班
　　員が連続体のどこに適するかを知り, 必要に応じて適応又は交代させるよ
　　うに働きかけることが大切である.

3.　班の効率に影響を与える, 班員間の連絡の改善. 感情, 気分及び関係に気
　　づくこと, そして意見を提供しフィードバックを受けとるための開放的な,
　　信頼のおける往復連絡系を促進することは, 健全な, 活気のある班の努力
　　にとって不可欠である.

4.　班が任務を達成し個人間の関係を確立するのに使用される正及び負の力学
　　を明らかにすることを助ける. この努力は, 明確に企画された活動を通し
　　て, 班員が成ろうとしている種類の班に成長し, 発展していく機会を班員
　　に与える. 関係者は班の目的遂行力を支持し, 妨害し, 又は破壊する行動
　　を明確にし, それによって目標の達成を促し, かつ仕事の満足を増進する.

■役割及び役割の不鮮明化とは何か?

　看護においては, "役割"とはある班の中での行為の仕方又はその地位の占
め方を意味する. 指導者の役割を有する看護婦は, 看護を計画し, 指揮し, 監
督し, それに参加し, かつ評価することに率先性をとるであろう. 対照的に,
看護助手は, 役割が助手であることを知って, 割当てられた補助的作業の遂行

に役立つであろう．しかし，すべての班員はたとえ割当て又は個人的背景と準備がどのようなものであっても，一班員の地位にではなく，達成されるべき任務，又は班に期待されている成果に力点を置くであろう．

■看護における班の概念は，どのようにして，個人的な価値と自由に対する典型的な健常人の見解の価値と一致するか？

看護班の一員になるよくバランスのとれた個人は，価値についてのその人自身の感覚をもっている．この人は他の人々の価値を認めかつ尊重しつつも，自己の価値と能力についての自分の感じ方を堅持する．個性は失われずに，むしろ育てられかつ奨励される．個人及び班の目標を達成すること，及び相互依存の関係を経験することによって，班の努力から満足が引き出される．

ある1人の班員の個人的な著名度や卓越性への欲望が，班としての活動を上まわるときには，問題が生じる．競合性又は“独りで行う”ことの欲求のような特徴は，班活動に対する強力な障害になりうる．

■班をどのようにして活動に熱中させ目標に向かわせられるか？

グループの目標が共有されているとき，協力的努力と全班員の連携がより多く見込まれる．したがって，看護班員はともに，役割と限界を規定し，手順を設定し，班員の要求に適した目標をきめる必要がある．管理の行き届いた機関は，すでに看護活動のためのかなり簡潔な指針と目標をもっているであろうが，各看護班は，班の達成目標と最善の活動方法とを決定する（所定の限度内で）に当たって率先性と責任とを取らなくてはならない．

看護目標は当面及び長期の計画を考慮すべきである．例えば，班員は，受動運動の管理にもっと熟達し，またリハビリテーションの意味についてより多く学ぶことを希望すると決議するかも知れない．班は，もし看護会議の通常の形式が公式なものから非公式に変えられるならば，患者の要求はもっとよく評価され，充足される，と感じるかも知れない．より多くの仕事が達成されるかどうかを見るために，1週間ぐらいは2人1組で働くという班の合意が生まれる

かも知れない．又は，班員たちは，ある1人の班員が適切なデータの報告を忘れるという習慣を克服するのを助けることに同意するだろう．目的の明確化と評価の容易さを提供するために，行動目的という形で，すべての目標を公表すべきである（行動目的の復習のためには第2章を参照せよ）．

■なぜ士気が重要か？

"士気"とは，感情，態度，及び有効性の中に反映された集団の精神状態である．士気が高ければ，連帯と委託の感情が生まれ，その集団は"存在"の理由をもつのである．すべての集団は，構成又は目的に関係なく，心理的及び社会的要求によって動かされるものであることを，研究は証明している．物理的条件は重要ではあるが，それらは集団精神の発達の中では第二義的な役割しか演じてはいない．

指導者たちは，その集団の士気を高めるための方法を絶えず探し求めている．表面的な手段による試みは失敗する．軽率な個人的世話や不誠実なお世辞は何の役にも立たない．競技会や賞品もそれなりの意味を有するが，これらの手段は，集団間の垣根を修理したり，長期の団結を創造することを意味するものではない．自分の班に対する満足は，多くの開かれた（顕在）及び隠された（潜在）動機力から来るもので，構成員自身及び全体としての集団の両方から生じる．小集団が巨大な力と統制をその集団に加える大きな組織の単一の単位であるとき，士気の問題はより複雑になる．

■団結精神はいかに重要か？

看護班のような小さな業務集団にあっては，士気は，班の目標が充足される際の有効性や，班員たちがその集団への所属をどう感じているかに関係している．行為と成果との質は，参加全員に班との一体化の認識を高める．よく遂行される割当ては満足な反応を促進する．すぐれた看護を提供することはよくなされた仕事の内面的満足を刺激して，看護された人々からの確実な応答を呼び起こすことが多い．働く力は個人的にも集団的にもそのような報酬をよろこ

ぶ．自然の反応は集団との同一化である．"私はそこで働いている"，"あれは私の班だ"，"私はあの班に属している"，"我々がそれをした"，というような言葉は団結精神のあるところで，よく聞かれる．

■指導力への自信は士気にどんな役割を演ずるか？

　これは極めて重要な役割を演ずる．事実，高い士気は，独立的又は参加的のいずれの場合にも，正しい決定をする指導者の能力と密接に結びついている．参加者は，かれらの指導者が次の2つのことのために決定作成の過程をとるものと信じたがる．(1)患者への影響のため，(2)被雇用者への影響のため．例えば，ある班員が職員又は患者との間の関係の変化により，新しい作業条件の場に移動するという決定が必要とされるならば，指導者は，これらの分裂と，被雇用者たちのことに気づいて，連絡と相談によって，その影響を最小限のものにしようと試みるだろう．

　自信は，指導者が何か伝えるべきことを有するときに，その本人から伝達される．任務に応じうる知識と準備は，指導者に任務を達成するのに必要な自信と霊感を与える．状況の認識感覚が広がり，熱意が飛び散って，"一緒にやれば何事も成就できる"というような精神が生まれるのである．

　この磁力が伝達されるとき，班員はその日の経験を予測して，早く仕事に来るようになる．協力しかつ参加するという意欲が環境に充満する．相互の人間的幸福と，扱っている患者に対して関心が示される．成果と看護の質を高めるためにどのような策がとられようとも，それに協力するという熱望が生じる．

　一方，班員の中に信頼の相互感情を作ることのできない指導者は，士気を破壊することになろう．その結果，班員の遅刻が多くなり，その日の仕事に不熱心になるかも知れない．環境には明らかに無関心，敵意が満ち，連絡は断絶する．言葉の交換はといえば不平と批判に集中する．"仕事をもう1日延ばそう"という気分が広がる．

■高い士気を実現するためには，仕事は"おもしろく"なければならないか？

　著名な心理学者の A. H. Maslow は，十分に活動する人々は，仕事と遊びの間にほとんど差異を見ないようだと報告している．その人々の仕事は遊びのようである．もし看護が能力ある人々の発展のために捧げられようとしているならば，この領域はかなりの注意を必要とするように思われる．

　仕事の価値を強調する一方で，ある指導者たちは，仕事を必要悪として見ることが多い．班員たちに“我々はこの患者に特別な注意をしなければならない，そうでなければ，彼の皮膚は傷害されてしまうだろう”．又は“これをどうしたらいいでしょう．管理部はこの患者を入院させることは，我々のつとめであるといっている！”などという指導者は，班員に単調な骨折り仕事と，侵害という否定的な感情を与えることになる．

　もちろん，その仕事がはっきり不愉快であるならば（すべての職業や仕事には不愉快な要素がある），看護指導者は，班員たちが，もっと満足できる仕事のために自由になろうとして，できるだけ短時間内にその任務を完了する方法を知っていると見るべきである．

　看護指導者は，班員の任務の価値を改善できる戦略的な地位にある．班員の間に民主的雰囲気，火花の出るような熱意，連帯を（態度，指導力等によって）確立することによって，指導者はその班の状態を，到来する如何なる状況をも積極的に受入れるように変えることができる．

　仕事は，それ自体，必然的に人を疲れさせるものであり，遊びは常に元気づけるものであるということが，簡単にいえる訳ではない．ことの本質は，“疲れ”と“興味”は常に任務に対してとられる態度と，任務に消費される時間の長さに関係する，ということである．

■看護指導者はどのようにして，班員の間に望ましい行動を促進させることができるか？

　有能な看護指導者は，班員個人と全体としての班の双方について，仕事に対する顕在的，潜在的動機力の調整を持続しなければならない．集団の活動過程を察知している指導者は，集団はそれ自身の順応圧力というものをひき起こす

ことを承知している．しかし，指導者はまたどのような状況にも対処できるために，現行の過程を認識していなければならないということも知っている．指導者の目標は，班の圧力が破壊するためではなく支えるために使用されるような方法で班員を刺激することである．もし，態度が積極的であるならば，班員たちは内部調整のもとに効果的な仕事をするだろう．

　ある班員が班としての行動でなく個人としての行動を選択するか否かは，全班員によって行使される力，又は刺激の程度にかかっている．例えば，もしある個人が班の賛成を得たいと希望するならば，それができる場合には，仲間の班員の援助に"手を貸す"だろう．そしてこのようにして班の賛成を得るだろう．しかしながら，もし彼が他の班員の意見に関心がないならば，彼は仲間の班員に援助を提供することを選ばずに，自分だけの割当てを完了し，同僚の援助（もしそれをしたとしても）は，いやいやながらやるに過ぎないだろう．

　看護班の生命は，その班員の質と班のもつ環境の質にかかっている．尊敬，愛及び信頼を示す行動は，開放性と高率の相互作用と参加に通じ，敬意をなくした態度，自己本位，及び不信を示す反応は侮蔑と不健全な人間関係を招来することは明らかである．

　高い士気を有する班は，士気が低い班よりも，重大な支障を受けることなく大きな不一致やストレスに堪えることができる．しかしながら，不一致やストレスが関係者によって認識され，処理されることが早いほど，班は速やかに最適の機能に必要な平衡をとり戻すことができることを認識することは，班生活にとって肝要である．これが達成されるように配慮することは看護指導者の責任である．

■ "作業班" の主な種類と定義

受動的作業班

　常に平和的で，団結しておりかつ"1つの心"になっていると考えられる作業班は，かなり誤った方向に導かれることがある．このような班は，班の自己満足に陥り，最小限度の成果しか挙げないことがある．厳格で権威的な規則は，

時に，人々の集団を順応と受動に変えてしまう．他の寄与因子は，有能な指導者又は班員，必要な財源，又は規定された目的などを欠くことである．

活発な作業班

　活動的で激しい，ときとして論争を好む作業班は，よく統制されているならば，進歩し，成長するであろう．班員たちが感情を表出することによって，争いに反応することは健康的であり，班を目的完遂の合意に向かって動かすのに役立つ．ある班員がある割当てに"忙殺されている"と感じているのに，援助がまったくなされなかったとき，その班員が配慮が足りなかったことを怒っていると指導者に向かっていえることは，班員たちにとってよいことである．開放的な環境の中では，看護指導者も班員も自由に応答できる．指導者："あなたは助けが要ることをどうして私に知らせなかったの"，班員："あなたは指導者です，当然そのことを知っているべきではありませんか"．指導者："ごめんなさい．一度に方々に行けないものだからあなたのことに気がつかなかった．あなたのために私のできることをやりましょう"．等々．

　もちろん，班員に理解され，かつ班員を脅かすことなしに受け入れられ，任務の達成と人間の間の関心も均衡が保たれるように，如何なる状況もできるだけ速やかに考慮し対処することが重要である．

班員の行動に直結する問題

　被雇用者は看護班の中に看護技術を実践に応用する自分の能力をもってくるが，また自分の成功と失敗とから学んだ行動パターンも持込んでくるのである．感情は，仕事とは異なって熟慮の上で計画されるものではない．それらは，しばしば爆発的で，警告なしにやってくる．しかし，どの作業者も，自分が受け入れられることを望んでいる．

　個人の行動は，その人の自信，他人の受容，恐怖，先入観，及び社会的抑制の程度を反映している．看護班に対する自己調整は，協力的，相互依存的企業の構成部分となる各個人の能力に依存している．よく調整された個人は，看護

班の中に自己の位置を見出すのにほとんど困難をもたないが，しかし行動上の問題をもつ個人はすぐに，自分にとって習慣的かつ快適なものになっている行動が班には受け入れられないような状況を班の活動によって知ることになる．さらに，その班員にとって正しいと思われる班の行動は管理者には受け入れられないかも知れない．

外と内からのこれらの圧力は，行使される力と班員の構成に応じて個人と看護班に影響を与える．看護班に重大な問題を提供するいくつかの非機能的な行為には，攻撃，抵抗，噂の流布と他人のプライバシーの侵害がある．各々について簡単に論議し，それに続いて調停に入る際の看護指導者のために手引を述べる．

攻撃的行動

攻撃とは他人の権利又は財産への侵害である．それは，一般的に緊張した情動に結びついた行動が特徴である．個人又は集団は，意識的又は無意識的に，欲求不満の源泉を破壊しようとしながら勢いよく前進する．攻撃は恐怖の徴候であって，勇気と力の徴候のように見えるがそうではない．活動力は３つの源泉からくる．すなわち，人間の内部から（新しい看護手順を学ぶ能力の欠如，患者又は同僚に受け容れられないための恐怖），外部から（家庭での争い，満足な看護実施ができないことに対する看護指導者からの非難），又は目標の不一致（新入班員が２つの可能な看護法の１つを使用すべきか，又は両法の一部を使用すべきを決定することができない，ある班員は現在の看護班にとどまるべきか，又は移動を申出るかを決定できないでいる）．

大多数の人は，身体的接触をとおして敵意を現わすことが不利益であることを学んでいる．押したり，突いたり打ったりすることは，好ましくない反響をもたらす．社会的に受け入れられ易い攻撃方法は，陰口，皮肉，冷笑，嘲笑，ゴシップ，及び中傷によるものである．これらの攻撃はすべて自己の地位を改善しようとする試みの手段である．攻撃者は，他人を馬鹿者，又は無能力者に見せることによって，自分自身の像を改善したいと望んでいるのである．攻撃的な行動は，看護要員の中の欲求不満を増し，班の士気を低下させる．

攻撃はまたその他の方法でも実現できる．保健機関の盗品問題は普通のこと
になっている，リンネル，紙製品，それに手術器具が通常盗みの目標とされる
（盗難は非常に大きく，病院は院内での盗難による損害を予算に組みこんでい
るほどである！）．品物が攻撃行為の1つとして奪われるとき，それは大てい
"連中は私に値するものを支払わない——だからそれを私に支払う義務がある"
と論断を下す人によって行われるのである．機関に対するもう1つの陰険な形
の襲撃は勤務時間中に私的な商業行為に従事する作業者である．班員は化粧品，
宝石，又は家庭用品のような品物を売りつけるか，又はただ単に希望者を金も
うけの仲間に入るよう勧誘するかも知れない．このような個人は，ある仕事を
完成させたり，又はある準備をするための看護活動が妨害されることをほとん
ど意に介さないのである．ここでの"論理"は，"社会は，私がまあまあの給
料がもらえるような職業につけるように，私を援助してくれなかった．今私は
次善の策を講じなければならない"である．

抵 抗 行 動

抵抗行動とは，運動を阻害するために，使用されるあらゆる行動のことであ
る．看護活動場面では，抵抗行動は班としての目標実現の妨害となる．使用さ
れる抵抗方法は，割当ての最小限の完了であり，それ以外の何ものでもない，
班の中でその班員に反対の利害関係を有する徒党を創造したり，又はこれに加
入すること，過度に長い休憩時間をとること，作業現場から姿を消すこと，変
更に反対すること，居眠りすること，忘れっぽいこと，そして自分の利害を優
先させること，などである．

噂 の 規 制

噂とは，根拠又は権威なしに職員の間に流布される話のことである．何が行
われているのかを知ろうとする強い要求又は欲望があるのに，いろいろな理由
で，情報や連絡が欠如しているか，又は制約されているときに根拠のない報道
が生じる傾向がある．噂は，強い影響力をもつが，感情を露わにしない人々や
小人数の集まりでよく発生する．例えば寡黙の班員，特にこの班員が小班指導
者であるとき，噂誘発の主な標的にされる．噂は作業環境外で行われるかも知

れないが，それらは班の仕事に直接の影響をもっている．看護環境の中で生じ
るかも知れない噂の例は，"私は我々の給料が減俸されるという話を聞いた"，
"上層部は我々が今よりもっと働くべきだと考えている，そのためだれか1人
が他の作業現場へ配置換えされるそうだ"，"あの人は頑固だそうだ"，"我々は
彼女から癌をうつされるかも知れない"といったたぐいのものである．

　噂は，公開によってたちどころに解消することができる．全班員を召集し，
その件について論議を行うべきである．それにより正しい情報が得られる（た
とえ即座の返答が"私は知りません，しかし，真相を調べて見ましょう"であ
っても）．

プライバシーの擁護

　ある個人の生活に関する私的な情報を他人に伝えるには，伝える人の側にお
いて多くの注意と配慮が必要とされる．ほかの人たちの生活の個人的な詳細を
知ることには，ほとんどの人に好奇心がある．各個人は，所属する班及びその
人自身の誠実性の指針によって，抑制されるべきである．たしかに，患者の諸
問題は，その解決を促進するために，看護会議の中で知らされる必要はあるが，
これらの問題は，臨床環境の限界内にとどめておかなければならない．

　小さな班がある期間ともに働くとき，班員たちは互いによく知り合うように
なる．心底にある希望や願望が打ち明けられ，家族の財政や人間関係がしばし
ば話し合われる．班員の個人的問題は，大変慎重に扱うのが望ましい．相互の
注意と関心があっても，看護の場は，作業者の治療のための場所ではない．指
導者は，個人又は班のいずれかに有害と思われるいかなる情報連絡をも停止さ
せることによって，班員を擁護することが義務づけられている．これらの状況
への対処は普通，閉鎖された環境内で1対1で行われる．

■非機能的行動に対処する際の看護指導者のためのいくつかの指針

　行動を修正することは容易ではないが，以下は，看護指導者が相互作用のた
めの計画をその上に打ち立てうる若干の成果原則である．

　脅威と恐怖の雰囲気ではなく，安全と理解の作業風土を保つことは，すべての連絡系

の中で開放性を促進する.

　過度の攻撃行為は, コミュニケーションのどこかに亀裂が存在しているか, 又は, 送られかつ受けとられた情報が誤解されていることを示している.

　班員たち又は看護されている人たちに分裂的な作用を及ぼす個人又は班の行動には, 迅速かつ公正な調査と決定が必要である.

　個人又は班が満足と考えるものを発見することは, 好ましい行動を更に強化する方法を選択する上で看護指導者の指針になる.

　班の団結的風土の醸成を妨害するような非機能的行動を指摘することは, 班員を機能的行動に向かわせる.

　1対1の又は集団での相談を通じてある個人が望ましくない行動を好ましい行動に修正, 又は転換するのを助けることは, 個人又は班のストレスを最小限のものにするのに役立つ.

■ "フィードバック" の概念は, 苦情, 不平, 及び個人間の争いに対処するためにどのように用いられるか？

　"フィードバック" という概念は, 作業環境内の小集団の指導者によって有利に応用されうる. 看護における作業班の班員間のフィードバックは, ある人の行動 (普通は看護指導者) に対する判断と, そのあとで評価をその人と分かち合うことを含んでいる.

　"フィードバック" は, よく行われた任務に対する報酬の形をとることがある. 又はそれは, 基準を充足していない活動についてその人に告げるという形をとることもある.

　フィードバックには, 正, 負, 又は問題中心的のフィードバックがある.

1.　正のフィードバックは, 個人又は班に, 班内でその業務が評価されていることを確証する伝言を与える. その例としては, "Luke さんはこれまでに受けたうちで最良の看護をあなたがしてくれたといいました. 何もかもよくやって下さってありがとう" 又は "あなたは Clark 夫人とすばらしい関係を作りましたね. 私たちがどうしてもできなかったことをあなたはどんな風にやりとげたかを班に報告してもらえないでしょうか" というようなことである.

2. 負のフィードバックは，状況を変更する如何なる方法も提供することなし
   に，不満足な行動を述べた声明を個人又は班に発表することである．その
   例としては，"あなたは仕事が遅すぎる"又は"あなたはいつも人に悪意
   のある言葉を使う"などである．

3. 問題中心のフィードバックは，非機能的な行動に焦点を当てている．指導
   者は，例えば人を"怠けもの"とか"攻撃的"とかときめつけることなし
   に，行動とその個人とを同一視すべきである．指導者はその行動を，それ
   が対比され，また分析されうるように記述すべきである．ときどき，個人
   は彼が不満足な態度で機能して来たことを自覚しないことがある．より生
   産的で，より満足な結果に通ずる代替的行動が示唆されるとき，それに直
   面することが彼の行動の変更を助ける．これと同じ方法は，非機能的パタ
   ンを示す班に対してもとられるべきであり，このとき同時に真の正のフィ
   ードバックをできる限り多く与える．

■ **小さな班の活動に影響のある非機能的行動を変えるために，行動変更の概念**
を看護，指導者はどのように利用できるか？

　行動変更は，望ましくない行動の絶滅のために望ましい行動を教えるのに心
理学的研究による基本原則が応用される課程である．この課程の科学的基盤は，
今世紀早々 Ivan Pavlov の研究によって始まった．以来，調査，評価，観察，
実行が続けられ，今ではある行動変更の方法は特殊な環境への適応において，
他のものより適切であることが確認される程度にまで進歩した．

　行動変更の利用は1つの"統制機構"であって，大いに注意をはらって利用
しなければならないことを銘記する必要がある．小じんまりした業務志向型背
景で行われる看護においては，行動変更を有効に用いることができよう．この
場合，行動変更という手段によっては恐らく払拭され得ないような積年の特質
に対してではなく，個性の自然な成長である行動に対して重点が置かれる．

　次に掲げるものは，個人の集団と共に働いている指導者たちにとって有用性
が証明された行動変更のいくつかの形式についての討論である．

1. 称賛. 調査の結果は，称賛は自然に指導者から出てはいるが，それはまだ
   十分には利用されていないことを示している．指導者と被雇用者との間の
   相互作用の大部分は，消極的(負)であることが発見されている．更に，負
   の相互作用は，望ましくない行動を促進することが証明されている．この
   ような行動は人の注意を引く方法として使用されるからである．経験を積
   んだ行動科学者のあるグループは，望ましくない行動に打ち勝つために多
   くの規則を設定することは，集団の行動にほとんど影響を及ぼさないと結
   論を下した．かれらは，悪い行動を無視し，よい行動を称賛することは，
   集団の努力を改善するのに大変効果があること，及びよい行動に賛成する
   ことは，効果的な集団の管理の鍵であるように見えるということを発見し
   た．

2. 穏やかな譴責. すべての指導者は，無視できない妨害的行動に遭遇する．
   例えば指導者は，同僚又は患者の軽視，仕事への遅刻常習のような行為を
   問題にしないままで済ませることはできない．

   称賛を使用することは，すべての状況にとっての万能薬ではないこと，また
   それに代替する方法も必要であるという事実を認識して，指導者は私的に当事
   者と行動について話し合うことが示唆される．この方法は時間の消費と，個々
   の戒告事項について個人との対決を必要とするが，しかし指導者は，班員の行
   動に好ましい変化が起こるとき，この方法は究極的に，班の強化を立証したこ
   とを知るであろう．穏やかな譴責はまた，称賛の代替法としては推薦されない．
   むしろ，行動科学者は，頻回の称賛と穏やかな譴責が理想的な組み合わせであ
   ることを示唆している．もしこの穏やかな譴責のひそかな利用が行動に変化を
   引き起こさないならば，その場合指導者は問題を更に直接的かつ開放的に処理
   しなければならない．

3. 模型化. 模型化は個人の性癖を模倣に利用する．その理論は，班員たちが
   称賛する種々の行動や勇気を示す看護指導者の行動に一致させるために，
   班員が自分たちの行動を変更するだろうということである．期待されるの
   は，質の高い職業実践の観察と模倣をとおして，班員たちが，彼等が見て

いるような実践を獲得し，そうした実践家になることに興味を深めること
である．

4. 報償制度．みせかけだけの強化課程には報償をしばしば与えることが含ま
れる．そのような課程の基礎的要素には通常，期待される行動についての
班へのいくつかの指示（例えば，仕事の期待と実践と特殊な看護計画の基
準）が含まれる．看護活動における見せかけの強化は通常，社会的報償の
形，例えば，関係者（班の会議）の前で，個人又は班の成果を紹介するこ
と，重要な人物（看護長，監督）への書かれたメモ，感謝の微笑，又は特
別な抱擁など，である．

　外部からの報償を通して他者によって動かされる人のために報償制度を利用
することには危険がある．この人々の陥りやすい傾向は，このような人は報償
を与える人の統制下に入ることである．このように統制されると，その人は何
かを達成するためにではなく，看護指導者又は班員の賛成を得るために動く．
かれの満足は，自尊心，自己賛同，及び個人的及び共同の目標達成というよう
な内部からのものではなく，地位及び社会的賛同という外部のものから生まれ
る．かくして，依存と無気力との根源が見せかけの強化の中に横たわっている，
なぜならば，自分の価値を外部から発見することを学ぶ人は常に他の説得者
——指導者，同僚，班，又は賛同と権威の他の源泉——のなすがままになるか
らである．結果は，彼は依存的，受動的となり，またあらゆる種類の外部から
の統制に動かされ易くなる．

　報償制度は，この他，抵抗，反抗，怒り，皮肉，及び種々の否定的，競合的
感情を育て上げる．競合のもとで働く人々は，競合を学び，そして外部からの
報償は，独自な人物としての個人及び集団の目標を達成することによって得ら
れる自己満足と自尊心のための基本的要求を満足させはしない．

　行動変更はしたがって，班員から自動的応答を生むためには利用されない．
理想的には，班及び班内の個人は共同して目標を設定しかつ実現させ，この行
動変更の方法を，自己統制の強化，及びそれによる技術，能力，独立性の拡大
に利用することが望ましい．

文　献

Beal, G., Bohlen, J., and Raudabaugh, J.: Leadership and dynamic group action, Ames, Iowa, 1962, The Iowa State University Press, chaps. 2 and 3.

Berne, E.: Games people play, New York, 1964, Grove Press, Inc.

Chopra, A.: Motivation in task oriented groups, J. Nurs. Admin. 3(1):55-60, 1973.

Egan, G.: Face to face: the small group experience and interpersonal growth, Monterey, Calif., 1973, Wadsworth Publishing Co.

Feinberg, M., Tanofsky, R., and Tarrant, J.: The new psychology for managing people, Englewood Cliffs, N.J., 1975, Prentice-Hall, Inc., pp. 137-160.

Garner, H.: Mental health benefits of small group experiences in the affective domain, J. School Health 44(6):314-318, 1974.

Goble, F.: The third force: the psychology of Abraham Maslow, New York, 1970, Pocket Books.

Lassey, W.: Leadership and social change, Iowa City, 1971, University Associates, Publishers and Consultants.

Luft, J.: Group processes, Palo Alto, Calif., 1970, National Press Books.

Marram, G.: The group approach in nursing practice, St. Louis, 1973, The C. V. Mosby Co.

McGreggor, D.: The human side of enterprise, New York, 1960, McGraw-Hill Book Co.

McLaughlin, F., and White, E.: Small group functioning under six different leadership formats, Nurs. Res. 22(1):37-54, 1973.

Shostrom, E.: Man, the manipulator, New York, 1967, Bantam Books, Inc.

Stone, S., Berger, M., Elhart, D., Firsich, S., and Jordan, S.: Management for nurses, St. Louis, 1976, The C. V. Mosby Co., chap. 7.

Veninga, R.: The management of conflict, J. Nurs. Admin. 3(4):12-16, 1973.

Wong, P., Doyle, M., and Straus, D.: Problem solving through process management, J. Nurs. Admin. 5(1):37-39, 1975.

第6章

連　絡　系

　連絡(communication) は，公式であれ，非公式であれ，言語的及び非言語的
に表現されるものを指す．観念又は思想の交換は常に，ある種の風土又は雰囲
気の中で行われる．連絡は，送る人によって伝えられる伝言にも，またそれに
答える人によって受け取られる印象にも適用される．情報の伝達は，複数の人
人の間で1対1に，又はグループの間で交互に行われる.

　連絡は，活動のすべての部分が機能し，かつ伝言が理解されるときに効果的
である．効果的な連絡がなければ，看護要員は疾病の規定任務に従う個人の近
接集団にすぎなくなる.

■言語的連絡の定義

　言語的連絡は，伝言を伝えるために語られる語から成り立っている．言語は，
情報を与えたり，受けたりすることや，事実や印象を明らかにするのには適し
ているが，相互関係の進展にはほとんど役立たない．個人間の関係は，集団生
活には不可欠であるので，言語を用いるときには，明瞭に，きっぱりと，しか
も直接的に伝えることが肝要である.

　伝言の意味が平明であるときは，作業者は確信をもって働くことができる.
例えば，"毎日1時間ごとに患者を背中から右，うつぶせ，更に左側へと体位
変換を繰り返しなさい"という命令は，"今日は患者の体位変換をすることを
覚えておきなさい"という命令よりはるかに実行され易い．看護上の術語は考

慮すべき一面である．それは聴く人がその術語を理解する場合にのみ用いるべきである．経験を積んだ班員は "b. i. d.（1日2回）", "specs（明細）", "p. o.（経口）" 及び "TLC（全肺気量）" を聞いて違和感を感じないが，新参者は，その1つを聞いただけでも，びっくり仰天してしまうだろう．

■非言語的連絡の定義

非言語的連絡とは，言語以外のあらゆる様式の連絡のことである．それらは，無生物的又は人間的手段を通して伝達されることができ，文書（看護計画，人員政策，ポスター）や電子機器（コンピューター，機器，ラジオ，テレビ）を媒介して伝達される伝言を含む．非言語的伝言はまた，顔の表情，声の調子，リズムや抑揚，及び身体の運動や姿勢のような行動によっても伝えられる．

■文書による連絡はどのようにして看護の班活動に適合するか？

看護班の業務に関係があり，その班員にとって役に立つ，文書による連絡は，適切なしかも安全な作業にとって必要な情報を提供する．伝言が与えられた時点で完全な理解が得られたときでも，人の記憶量には，限度がある．書かれたものはまた，正確な査定や評価にも役立つ．その他の重要なものは，個人及び班の割当て，予定，看護計画（Kardex, Rand, Ticker ファイル等々），及び患者の看護記録や折りたたみ印刷物などが含まれる．看護班のためのすべての書かれた情報は，速やかに理解され，かつ質の高い業務の提供に役立つように，よく組織された形式でつくられ，与えられるべきである．

■行動による連絡

行動による連絡とは，他の人々の面前でのある個人の活動のことである．どんな反応パタンも常にある個人あるいはグループに属するものとして選び出すことはできないのである．特定の瞬間におけるある個人の態度は "典型的" ではないかも知れない．またある人は個人としてはこの方法，集団の一員としては別の方法で行動するかも知れない．しかし何度も反復しているうちに，行

動は習慣的になる．やがて，個人又は集団は1つの“様子”又は性質の結合形をとるようになり，それはその個人又は集団の存在の全般的印象を与えるようになる．その応答パタンがはっきりしている個人は“真の指導者”，“頼りになる人”，“優柔不断な人”，“不平家”などと呼ばれるであろう．看護班は，“効率プラスアルファ efficiency plus”，“仕事の虫（セカセカ ビーバー，eager beavers)”，“やる気なし（時計ばかり眺めている人，clock-watchers)”，ぐず（踵をひきずる人 heel-draggers)”などのあだ名をつけられるかも知れない．ある型にはまった結果として，ある行動は，個人又は集団と関連づけられ，“典型的”またかれらに“そっくり”というように考えられるだろう．

■連絡の中でどのような行動が肯定的であると考えられるか？

　肯定的な行動は，否定的又は防御的行為よりもより効果的に伝言を伝える．肯定的な特質には，暖かみ，受容，正直，開放性，警告，物分かりのよさ，能率，及び動機づけなどが含まれる．これらの行動を示す態度は，にこやかな顔の表情，視線の接触の維持，よく調整され，しかも機敏な声，せかせかせずしかも正しく，感受性のある挙動，及び端正な服装などである．

■看護班の中で望ましい特質はどのようにして認められ，発展させられるか？

　班員たちの望ましい特質の発展には，参加者たちがフィードバックの過程を絶えず受けることを必要とする．この方法で，班員たちは，同僚がかれらをどのように感じとっているかで自己の概念を点検できる．ある人の自己像を認めることは楽しくまた報われることであるが，その反面ある人の行動を否定することは，不愉快で心の痛みさえ覚えるかも知れない．もし班が，この骨の折れる過程を通して個人を助けかつ支えれば，行動は改めることができる．もしこれが成功すれば，個人も看護班もこの経験を通して向上する．たとえもし部分的に成功もしくは完全に不成功の場合でも，班員はその努力を続けるべきである．

■傾聴することは行動と考えられるか？

　傾聴することは，それが話者に1つの連絡のパタンを伝達するために，明らかに1つの行動である．ある人が傾聴する方法とは，拒否又は無関心から鋭い関心にいたるまでのその人の態度を示す．人が傾聴するとき，その人は聞くために意識的な努力をするのである．彼は音の思想と意味を把握しようとして懸命になる．傾聴することは聞くこととは異なる．例えば，ある班員は，割当て会合で看護指導者が話しているのを聞いてはいるかも知れないが，1語も漏らさず傾聴はしなかったであろう．その作業者はその間ずっと白昼夢をみていたかも知れない．業務会合の中で語られる言葉への注意の程度が，業務現場で示されるであろう反応を，大きく決定するのである．

■傾聴はどのようにして，看護班の中で確実に行われるようになるか？

　個人が共同で働くことを学ぶにつれて，かれらは，傾聴が行われていることを確かめるために他の人々をためす方法を発見するようになる．かれらはある行動によって，ある班員が傾聴せずに，自分自身の考えごとに専念していることを知る．ちょっとした咳払い，肘で小突くこと，又は，一瞬沈黙してその人の方に視線を向けることだけで，注意を業務状況の方に向けさせるのに必要かつ十分であろう．これでも効き目がなかったら，指導者はその人の名前を呼んで，"どうかしましたか"というような問いかけをしてもよい．この問いはその班員に自分の注意が要求されていることをおだやかに知らせるであろう．

　目的又は情報を明瞭にすることは，参加者がその伝言に服従を続けるための前提条件であろう．しかし，班は必要なときは，中断することができるか，又は沈黙し，知らされないままのようだと感じるにちがいない．指導者は，あまりよく理解されていないように思われるときには，フィードバックを請うことができる．"あなたは私にそれをもう1度目を通してもらいたいのですか？"，又は"どうぞそれを私に返してください——重要な点を全部含めているかどうか確信がもてないので"などの言葉は，伝言の意図が伝えられたかどうかを示すだろう．

■なぜ看護会議は必要か？

　看護においては，次のような多くの目的のため会合する必要がある．すなわち (1)命令を与えるため，(2)進行中及び完了された割当ての進行報告をするため，(3)患者の看護に焦点を当てるため，(4)情報を獲得するため，(5)班員間の関係を査定するためである．各々の場合について，有能な指導者は，会合の目標を完成するための時間，方法，及び資料を準備する．

■いつ看護会議を開くべきか？

　すべて会合には，よく計画された時間表が必要であるが，看護会議においてこれは最も重要である．もし会議のための時間が偶発的な計画のために捨てられるならば，複雑な看護環境の中で，会合がたびたび開かれる可能性はほとんどない．その結果，会議の数は減少し，出席も少なく，患者の看護にも支障をきたすことになる．

　わずか1つの看護班しかない職域では，指導者は，班員たちとともに，できるだけ多くの会合を開くための時間を計画するだろう．進行報告の会合の時間は予め決定され，固定され易いが，その他の目的のための会議の予定は融通が利く．1つ以上の看護班がある場合には，会議の予定を調整するのは看護管理者の責任になる．個々の班の都合は，看護指導者を通して看護管理者に表明することができる．

■看護班の会議に最適の指針は何か？

　次の指針は大部分の看護状況に役に立つ．

1. 少なくとも1週間，しかも1か月以上にならない程度に，同一の時間表を続ける．この計画は，作業力の継続を供給し，すべての班員に同じ機会を与える．

2. 思想の分裂，誤り及び参加者の時間の浪費を避けるために，会議は活動過密時間帯から離して開くこと．

3. もし可能ならば，慰安を与え，作業表や情報の記録に関与することを奨励

するために全班員を出席させる.

4. 予定にしたがって会議を開始し, 終了すること. もしめんどうな事態が生
じたら, 看護管理者を通じて会議時間の交換を取り決める. 又はただ1つ
の業務班の場合には, 別な時間を計画する (もし5人の班員が会合の開始
を10分待つとすれば, およそ1時間の生産性が失われることになることを
記憶せよ).

5. 班の目的と班員によく合った手順と速度で行うこと.

6. 班員は必ず互いによく知り合っておくようにすること. ある状況ではほと
んど毎日看護班の構成が変わる. すべての班員に暖かい, 友情のある, 尊
敬する態度を示すことにより, 参加が促進される.

7. 各会合を予め決定された目標との関連において計画すること. ある会合の
目的と期待を知ることは, 班員にその会合の準備をする機会を与える.

8. 班に会合の意図に注意を集中させ, 班員の貢献を受け入れ, 班員相互の討
論 (指示を与える場合には, 班員対指導者の討論) を奨励し, 班が自分た
ちの成果や弱点に気づき, 進歩のために計画し, また行動や推理の誤りが
何時起こるかを知るのを助けることによって, 班の参加を奨励すること.

9. 班の中の資源をできるだけ利用すること. 特殊な知識や技能は班を動かす
のに役立つ. すべての班員の可能性を開発すること.

10. 理解の程度に注意せよ. 班が円滑に運営されるには, すべての者が同じこ
とについて語り合い, 反応し, かつそのことについて同じ意味を理解する
ことが必要である.

11. 班の参加を通し, また人間関係や仕事の成果における会合の効果を認識す
ることによって, 会合の効果を評価すること.

■異なった種類の看護会議

円滑な運営のために, 看護班は, (1)指示を与え, (2)進行を報告し, (3)患
者看護を計画し, (4)内容を理解し, (5)班関係を査定するための会議を必要と
する.

■指示を与える会議の定義

　看護班が指示や情報を受けとるために集まるとき, 班員は, かれらの目的を達成するために必要なさし当たっての任務や内容に関心をもっている. 多忙な環境では, すべての班員に割当ての簡単なわかり易い知識が与えられるような方法で, データが提供されることが必要である. 看護班のすべての班員たちは, 指示を与える会議には出席すべきである. 相互依存の活動は, すべての出席者が班員の責任を等しく知らされる場合にのみ実現できる.

■看護指導者はどのようにして, 効果的に指示を与えることができるか?

　できるだけ効果的であるために, 指導者が心に留めておくべき点は, 次のようなものである.

I. 完全に準備すること.

　A. (1)すべての適切な既知情報を含み, (2)優先順位, 特別の関心, 及び追加情報の必要性などを指示し, (3)必要に応じてデータを更新するための余白を残しておくような詳細な業務表を準備すること.

　B. 患者看護にこれまで責任をもっていた人たちからの報告を受けとること.

　C. 検査, 手術前の指示, 及び特殊な治療に関するデータを点検するか, 又は必要に応じて婦長又は医師と相談すること.

　D. 個人的な査定ができるように, すべての患者を巡回すること.

　E. 患者の要求や班員の利用度に歩調を合わせて, 患者看護の割当てをすること.

II. 望ましい応答が引き出せるように情報を与えること. ある任務は固定されており, 異論なしに達成されなければならない. これには, 明瞭な, 強固な指示が必要である. "彼の生活徴候を20分間隔で検査せよ", 又は "9時に彼女をリハビリテーションセンターへ連れて行きなさい" などはその適例である. 指導者によって期待されるその行為が, 示唆又は依頼の形で与えられることもある. "Olson さん, Sax さんの悪心はオレンジジュースの代わりに, ミルクをあげれば, 減少するんじゃないかしら", 又は, "Frank

さん，Tommy に朝食をたべさせてみてくれませんか，彼は毎朝どうして
もたべようとはしないんです".　これらの言葉は両方とも，作業者に選択
権を与えながらも，特別な目標が望まれていることを暗示している．

Ⅲ．内容が消化されるようにすること．指示を与えるときは，いくつかの因子
　　を考慮しなければならない．

　(1)伝えなければならない情報，(2)傾聴する人の準備，能力，及び受容性，
(3)環境，内容，及び手順に対する班員の習熟度，などである．新しい班員は，
業務環境から離れて指導講習を受けなければならないが，新入者に対しては常
に説明と明示を提供する必要がある．

■情報はどのようにして看護班員に伝えられるべきか？

　各患者の看護にとって必要な情報は，日常的に，しかも個々の業務表に見い
出される写しと同じ順序で与えるべきである．連続的順序の利用は，班員に各
範疇の順序を知らせ，かれらが聞いたことを写し取る際の速度と能率を増すこ
とを可能にさせる．

　指導者は，ある情報は馬鹿らしいほど基本的であると考えるかも知れないが，
すべての必要な要点が網羅されかつ理解されなければならない．また一方，指
導者は班に向かって"見下した姿勢で"話しかけたり，又は聴く人たちの心を
その場から追い払うような単調な反復を避けるべきである．

　有能な指導者は常に必要なときは，質問をしたり，不明瞭に見える情報を確
証するために，班員を招く．指導者側のせかせかした，威勢のよい態度は，班
員が質問に対する適切な返事を探すことを妨害する．その班員は，問題の理解
度の少ない班員に向かって，次のようにいうかも知れない．"指導者の報告の
間に，彼女に質問することは大層難しい．質問しようとすればできることはわ
かっているけれど，彼女は仕事の予定を精密に組み立てている上，非常に急い
でいる．邪魔してはいけないように感じてしまうの"．指導者の意図と能率は
称賛に価するが，用いた方法は目的を挫折させている．

■理解しているかどうかを検査をする方法は存在するか？

　1人又は何人かの班員が，意図されたものとは違った意味を引き出したかも知れないので，与えられた指示を個人又は班が理解しているか否かをしばしば検査することは，命令や看護活動が横道に外れないことを確かめるために絶対必要なことである．ある指導者が，"Blue さんは牽引に耐えられなくなっている――あなた方のうちのだれかがその圧力を軽くする方法を考えつくことができたら，それをやって見て，知らせてください"と意見を述べた後，Blue 氏が全く牽引されることもなく横たわっているのを見い出すことがある！　看護婦は，質問によって，失策をした班員が，圧力の源泉を一時的に取り除くことが，簡単なしかも明瞭な答えであると考えたことを知る．指導者もまた，牽引が以前に取り除かれなかった唯一の理由は，その班員がそのような操作から患者に痛みを招くかも知れないことを恐れたためであったことを知る．指示を与える会議で圧力を除く可能な方法について2，3分間の説明があれば，そのような災難は防げただろう．牽引の原理についての情報は，看護会議のための主題事項としてはすぐれた選択であっただろうに．

■進行報告とは何か？

　進行を報告するために開かれる会議は，割当てられた患者や家族に関係した要員に情報を述べて，看護介入の結果を説明する．この種の報告は，通常，当番と非番の班員の間で業務時間の始めと終わりに，また進行について報告することが互いに好都合の場合には，業務時間中に行われる．

　報告内容は，看護の要点や，班員が患者の福祉にとって重要であると信じている個人的な知識の範囲内のことがらに限定される．例えば，ある班員は，ある患者は家に残して来た幼児のことを大変心配しているし，また別な患者は喧嘩をしている身内のものが到着するのを恐れるあまり次の面会時間を大変懸念していると報告する．すべてのこのような情報は，必要に応じて受けとられ，確認され，明確にされ，その後看護業務の継続計画を更新するために利用される．

　情報報告は公式の環境の中でもっとも容易に行われる．非常に重要なのは時間であって，訓練とあらゆる瞬間の有効な利用が必要である．指示を与える会議のための指針は，進行報告にも適用可能である．

■どのようにして，患者中心の会議が得られるか？

　看護活動が効果的に行われているときは，患者がすべての業務の中心的焦点である．看護活動は，看護の計画，実施，及び評価のための，概念的枠組に基づく，動的な，相互作用的な問題解決法である．看護活動の中では，全患者の生理的，心理的，精神的，社会的，及び文化的要求が考慮される．活動は相互的往復過程である．看護婦は，患者の健康上の要求を理解し，かれらの要求感覚を測り，また2つの成果間の差異を調和させるために，看護を受ける人々の生活の中に入り込む．看護活動の最終の目的は，患者やその家族が完全なものに対して最高の潜在力を出し尽すのを援助するための系統的な方法を提供することである．看護活動は，地域社会の保健施設を含む看護のすべての領域に適用できる．看護計画が必要とされる．操作上から規定すれば，看護活動には次の4つの主要成分がある．査定，計画，介入，及び評価である．

■看護計画とは何か，そしてそれはどのようにして公式化されるか？

　看護計画は，看護活動の文書的表現である．看護計画は1人1人の患者に由来し，一般に Rand あるいは Kardex によって容易に得られる．

　看護計画は患者中心の会議でもっともよく公式化される．看護指導者が看護班の他の要員に相談することなしに看護計画を書くことも考えられないではないが，それは推奨できない．会議で看護班員からまとまって引き出された考えを合成することはわかりやすく正確な看護計画を確実にする．更に，看護班員が看護計画形成に参加するならば，看護計画は彼らにとって更に従いやすいものとなる．

■看護計画が必要な理由

　看護を文書にして形成することは任意の看護機能とは考えられない．看護計画は職業上の責任である．看護計画は，表面に現われた，又は表面に現われない看護の問題を確認するための論理的な方法を提供する．どの患者も職業的な看護査定とそれに続く個別化された看護を受ける権利を有する．多方面の訓練をする保健班の出現とともに，看護計画は，看護の統合にとって不可欠のものになった．それに加えて，要員の一時的増加は，患者との明瞭で簡潔な連絡方法を必要とする．看護計画の利用は，看護実施の欠落，重複，過誤を防止する長所をもつと見なされている．看護計画はまた看護活動を予定通り行うためにも不可欠のものである．要約すると，文書にした看護計画は，看護活動の優先順位を確立するのに役立ち，また行った看護の結果を評価するための手段でもある．

■看護査定実施に含まれるもの

　査定（assesment）とは，看護の潜在的な受取人として指名された患者と家族についての関係のあるデータを収集することをいう．脱落やそれに続いて起こる看護問題の誤診を防ぐために，看護査定は，系統的，正確であり，わかりやすくなければならない．看護指導者は患者，家族，及び保健班の班員，医学的な記録や報告書，それに現代の調査や文献を含めて査定のために利用される多くの資料をもっている．看護活動の査定段階は2つの側面，すなわち看護歴と臨床評価を有する．

　データの収集のあとで，看護指導者は，獲得された情報を分析し，潜在的な及び現存する看護要求を確認する．物理学，生物学，社会心理学及び看護学に関する看護指導者の理論上の知識は，看護問題の解決に適用される原則の確認に大きく貢献する．

■看護歴の内容の定義と説明

　看護歴は，本質的には不変であるところの患者についての情報を含んでいる．得られた情報は，秘密のものと考えられ，患者の記録に永久にとどまる．患者

との初めての接触に際して，看護指導者は，重要な看護者—患者の関係を確立しながら，看護歴を記入する機会をもつ．得られた情報は，患者の看護を個別化するための基本線として不可欠である．看護歴問診の形式は，患者についての特殊な又は詳細な知識が要求される専門領域によって変動が大きい．しかし，すべての看護歴は，通常次の事項を含んでいる．

1. 患者の期待と目標.
2. 既往歴と入院歴.
3. 家族内での役割の変化.
4. 通常のストレス解消法.
5. 正常な生理的機能.
6. 日常生活の習慣.
7. 連絡の方法.
8. 知的能力.
9. 教養と宗教.

■臨床的評価の中に含まれるもの

患者の臨床的評価をするとき，看護指導者は，生存徴候，あらゆる愁訴，あらゆる異常な徴候及び症候を記録する．評価は各身体系を順に評価することによって系統的に行われる．

■看護活動の介入段階

看護活動の介入段階は，看護行為の期待された結果を予測するために，行動用語を用いて述べられる．理論的には，看護介入は看護目的をためすための仮説となる．

看護介入は看護命令として書かれる．意味のある看護命令は，特異的で，簡潔で，しかも短い．正しく書かれた命令は，何がなされるべきか，看護班のだれがそれをなすべきか，その方法及び実施時期を指示している．特別の時間を指定する時は，prn(要時)，hs(就眠時)，及び qid (1日4回) のような術語が

使用される.

■看護の評価方法

看護活動の最終段階は評価である.看護指導者は,看護介入の正当性を決定するために,看護の行動目的に立ち戻ってそれを参考にする.ある看護行為の有効性は患者によって実証される.しかしながら,看護介入の評価ができるときはいつでも測定可能の判断基準を用いるべきである.指導者は,血圧,脈拍,心電図,中心静脈圧,尿量,及び発現行動のような,看護を評価するために利用される生理的及び心理的パラメータを多くもっている.生理的及び心理的パラメータ上の変化を説明する際,力点は,記録に置かれるのではなく,多くの記録の一般的傾向に置かれる.

■看護活動を利用した看護計画の例

看護活動に基づく看護計画の実例はすでに略述した.この看護計画は,絶対安静の患者の看護要求を充足するために立案される.この看護計画の一面,次に実例を挙げて説明する.呼吸器系に対する臥床安静の効果.看護計画には,査定,看護介入,及び評価が含まれる.

看護婦が利用する理論的知識は,行動目的に対する看護命令が引き出される原則を支持する.看護を行う予定の班が,確認され,特別な時間が指示されていることに注意せよ.

次の看護計画の実例で,看護介入は,効果的なものとして評価された.しかしながら,看護活動は継続的で周期的に繰り返される.もし,看護介入が非効果的であることが証明されたならば,看護指導者は状況を再査定して,異なった方法を試みるだろう.

■主旨会議(content conferences)の意味するもの

主旨会議は,班員が予め決定された主題について学ぶために集まることができるように開かれる.例えば"呼吸不全"とは,もしこの領域における知識増

看 護 計 画

査 定	介 入	評 価
患者は絶対安静の結果，非可動性を経験している（基本的記録は確定される）. **理論的知識** 横臥と非可動性→↙換気→↙肺胞膜を通しての O_2/CO_2 の拡散→炭酸過剰→呼吸性アシドーシス→低酸素血症→全身組織の低酸素状態 呼吸性アシドーシスの徴候及び症候，浅い呼吸，呼吸困難，弱い咳，頻拍，チアノーゼ，低血圧，見当識障害 横臥と非可動性→↙気道分泌物の動き→分泌物のうっ滞と貯留→↙細菌の増殖→就下性肺炎 非可動性→下肢の不活動性→静脈うっ滞→静脈血栓症→塞栓→肺塞栓→肺梗塞 重力は直立の姿勢におけるよりも仰臥位においてより大きく，呼吸に力学的抵抗を加える. **原則** 臥床安静と関連のある非可動性は呼吸不全の素因を作る.	**目標** 臨床安静中，患者は，正常な呼吸数や呼吸深度によって証明されるように呼吸不全の徴候がなく，正常な体温，脈拍数及び血圧であって，ラ音や，咳がなく，正常な血液ガスの値を示し，見当識障害を示さないこと. **看護命令** ベッドの頭を45〜60度をもち上げる（#1 助手 aide） 8, 12, 4, 8, 12, 4 時にラ音がないかどうか肺を聴診せよ（正看護婦RN）咳，深呼吸，体位変換を2時間ごとに，即ち8, 10, 12, 2, 4, 6 時に（準看護婦 LVN） 8, 12, 4, 8, 12, 4 時に呼吸の数，深さ，質を観察せよ（RN） 午前10時に血液ガスのデータを点検せよ，↗P_{CO_2},↙炭酸，及び↙pH を報告せよ（RN） 入浴時及び午後 2, 6, 及び10時に四肢への受動的な可動範囲内運動を行う.（#2 助手 aide, LVN） 8, 12, 4, 8 時に人と場所と時間に対する見当識度を査定せよ（RN）	臨床評価の時間に取られた患者の基本的記録と比較して，次のことが記録される. BP 変化なし. ラ音又は咳なし. 洞調律正常. 体温正常. 呼吸は規則的で，速度も規則的. 血液ガスは正常範囲内. 人，場所，及び時間に対し見当識あり. **結論** 看護介入は効果があり，目標は充足された.

大の必要性が認識されるならば，それは看護班員によって探究されうる概念である．主旨会議の中に含まれる情報はあまりに複雑で患者中心の会議中には検討することはできない．主旨会議は毎週，隔週，又は毎月開催される．この会議は，規則的に企画化された現行の教育プログラムには代用され得ない．意図は，その情報が即刻必要になったために討議主題が班員によって選択されるような会議を企画することである．

■ **"その場での"教育は，公式の主旨会議とまったく同じように適切なものではないか？**

　そうではない．作業者たちは知識が非公式の環境で同僚に分け与えられるとき，内容を軽視するということが研究により示されている．公式の会議において，指導者はかならずしも常に情報を伝えるとは限らないが，その存在で会合の目的が確認され，会議の主旨は一層理解されやすくなる．

■ **主旨会議のための計画を立てるとき，看護指導者は，何を知る必要があるか？**

　教授―学習過程を理解することは，看護指導者が班員を最大限の能率と生産性へ向かわせることを援助することに役立つ．

1.　ある人が過去において体験したあらゆることがらは，その人の学習方法，学習量，学習速度に影響を与えるだろう．看護技術の学習の多くは，他の学習経験の副産物である場合もある．

2.　看護会議は班員が学習する場所の１つにすぎない．

3.　会議の主旨が向けられている人は，その伝言を受け取るためにある目的をもたねばならない（この内容は私にとってどんな意味をもつか？　それは私が私の仕事を改善するのに役立つか？）．

4.　学習への意欲が強ければ強いほど，学習はより効果的になる．

5.　学習する必要と知識の応用との間の関係がより即座で直接的であればあるほど，学習は効果的になる．

6.　班員は，個人的なできごとや情報の項目について指導者よりも多くを知

っているかも知れない（例えば，専門化された仕事の経験，言語的及び
文化的な経験）．またしたがって，特別な内容を教えるための最も有望
な候補者であるかも知れない．

7. 教師が教えるものと，学習者が学ぶものは，しばしばかなり異なってい
る（そのことはときに望ましいことである！）．

8. 看護班のあらゆる班員は，教師である（正及び負の意味で）．

9. 班員は互いに教え合い，かつ学び合うことができる．

10. 何かを学ぶ最善の方法の1つは，それを教えることによって活発に参加
することである．

11. 主旨会議の成功は，学生が何を学んだかによってのみ決まるものではな
く，むしろ学ぶことを学んだ，また学ぶことがあるということを学んだ
その程度によって決まるものである．

■看護内容会議で，多種の媒体の余地があるか

看護指導者が言葉による又は文書による連絡を越えて進む場合，別の媒体が
導入される．解剖図，オーバーヘッドプロジェクション，図表と模型，及び手
順や用具の実物教授などは，看護内容会議の中で極めて多く使用される．

テレビ，テープレコーダー，ビデオテープ，音響フィルムプロジェクター，
及びプログラム学習のオーディオ教授法のような連絡のために使用される他の
媒体は，ルーチンの現行教育課程のためにもっともよく設計されている．オー
ディオ教授法のもっとも簡単なものでさえも，学習者に提示するためには必要
な知識体を集めるために，科学知識，入念な計画及びプログラム化や経験を必
要とする．内容会議の目的は，直接の看護問題への応用を伴って，患者看護の
特殊な面に特異な情報を考えることである．

■もし別の連絡手段が主旨会議において望まれるならば，看護指導者は，どの
ように決定するか？

他の媒体を使用する決定をする前に，次のようないくつかの質問がなされる

べきである．学習要求は何か．班員はすでにどの位多くのことを知っているか．明瞭化のために，視聴覚資材が必要か，これらの資材は，それらが必要とされるとき，班にとって利用可能か．

　入念に計画された主旨会議は，班員を現在の知識水準から引き上げて，与えられた時間内にできるだけ遠くまで運ぶべきである．もし，視聴覚資材がこの目標を達成することに役立つならば，それらは価値がある．

■班関係会議とはどんなものか？

　協力的及び相互依存的活動の助けになるような風土を展開させるには，時間，連携，及び各班員による一致した努力を必要とする．効果的な看護班の運営は，班員内での開放的な，信頼関係の維持にかかっている．もし問題が班によって認められて，率直に対処されるならば，その問題を治療する機会は，それらが無視されて，化膿するままにしておかれる場合よりもはるかに多い．

■関係会議はどの位の頻度で開かれるべきか？

　このような種類の会合は，患者看護の管理のための会合よりずっと少ない回数で開かれる．それらは，班員が互いに，協調してやって行ける程度の頻度で予定されるべきである．普通月1回の会合が必要である．しかし，会合は，連絡の過程を妨害するような感情が班員の中に発生するときはいつでも指導者によって招集されるべきである．

■関係会議における看護指導者の役割は何か？

　指導者は，そのような会議を操作するには自分は不適格であると感じているために，個人的感情を論議するための会議を招集することを躊躇するかも知れない．指導者が，精神科医の役割を引き受けることは期待されていないが，問題が存在することを認識し，かつその問題の解決のために効果的な個人間の関係の原則を適用することは期待されている．

■いつ関係会議を招集すべきかについていくつかの例を挙げる

　多くの理由から，看護に緊張した状況が生まれ，それはある班員による他の班員に対する偏見から，ある1人の班員による全体の班員意識の欠如にまで及ぶ．もし，ある班員が，メキシコ系の別の班員について"彼女には午後にあまり仕事を与えないようになさい——あなたはあの人たちの昼寝のことを知っているでしょう"といえば，悪い感情が生じて，班員間に必要な協力は不可能になる．ある人が，自分は"絶対に病気をしない"ので，それにより生じた時間を利用することを計画していることを大びらに発表するときも，嫌悪と非協力的精神が醸成される．通告なしのしばしばの欠勤もほかの人々に対して，患者割当ての過重負担の原因となって，敵意と怒りが生じる．

　上記の状況の各々において看護指導者が用いる適切な行為とは，関係会議において行動的に班員と率直に対決することである．このようにして，感情を率直に表明し，かつ処理することができる．

　正の関係は，継続的基盤の上での認識と強化を必要とする．ややもすれば危機状況を習慣的に扱うことに馴れて，看護班を安定に保つ行動の認識を忘れがちになる．

文　　献

Armacost, B., Turner, E., Martin, M., and associates: Group sessions for "problem" patients, Am. J. Nurs. **74**(2):289-292, 1974.

Braden, C., and Price, J.: Encouraging client self-discovery, Am. J. Nurs. **76**(3):444-446, 1976.

Donovan, H.: Nursing service administration: managing the enterprise, St. Louis, 1975, The C. V. Mosby Co., pp. 27-49.

Douglass, L., and Bevis, E.: Nursing leadership in action: principles and application to staff situations, ed. 2, St. Louis, 1974, The C. V. Mosby Co., pp. 29-108.

Field, W.: Watch your message, Am. J. Nurs. **72**(7):1278-1280, 1972.

Fochtman, G.: Therapeutic factors of the informal group, Am. J. Nurs. **76**(2):238-239, 1976.

Fredette, S : The art of applying theory to practice, Am. J. Nurs. **74**(5):856-859, 1974.

Hein, E.: Communication in nursing practice, Boston, 1973, Little, Brown and Co.

LeBow, M.: Behavior modification, Englewood Cliffs, N.J., 1973, Prentice-Hall, Inc.

Marriner, A.: The Nursing process: a scientific approach to nursing care, St. Louis, 1975, The C. V. Mosby Co., pp. 161-194.

Maslow, A.: Motivation and personality, New York, 1970, Harper & Row, Publishers, pp. 35-58.

McLaughlin, F., White, E., and Byfield, B.: Modes of interpersonal feedback and leadership structure in six small groups, Nurs. Res. **23**(4):307-318, 1974.

Murray, R., and Zentner, J.: Guidelines for more effective health teaching, Nurs. 76 **6**(2):44-53, 1976.

O'Brien, M.: Communications and relationships in nursing, St. Louis, 1974, The C. V. Mosby Co., pp. 1-166.

Pfeiffer, J.: Conditions which hinder effective communication, La Jolla, Calif., 1973, University Associates Publishers, Inc.

Pritchard, R.: A philosophy of teaching applied to administration, J. Nurs. Admin. **5**(7):38-40, 1975.

Roos, P.: Human rights and behavior modification, Nurs. Digest **3**(2):48-49, 1975.

Stevens, B.: The nurse as executive, Wakefield, Mass., 1975, Contemporary Publishing, Inc., pp. 1975.

Stone, S., Berger, M., Elhart, D., Firsich, S., and Jordan, S.: Management for nurses: a multidisciplinary approach, St. Louis, 1976, The C. V. Mosby Co., pp. 49-57.

Terry, G., and Hermanson, R.: Programmed learning aid for principles of management, Homewood, Ill., 1974, Learning Systems Co., pp. 93-108.

Veninga, R.: Interpersonal feedback: a cost-benefit analysis, J. Nurs. Admin. **5**(2):40-43, 1975.

第 7 章

効 果 的 な 変 化

　変化は通常徐々にしかもほとんど感づかれないようにやってくる，しかしそ
れは必ず来る．看護技術は1つの科学に進化しつつある．社会の期待と法則は
常に変化の中にあり，看護婦の役割は加速度的に拡大しつつあり，変化への必
要性を強制的なものにしている．変化は促進的なものであり，あるいは脅威を
与えるものでもある．これに関連する人には，2つの選択しかない（1）非参加
的になって，環境によって課せられた変化に適応することを強制されるか，又
は（2）変化をひき起こすのに必要なエネルギーを生む力に関与するかである．
よき指導者は，変化が来るとき，必要な変化を受容でき，変化の力を望ましい
目標に向かって方向づけることができる．

　班員から十分な熱意と協力を得るために，進歩的な看護指導者は，変化はい
つ考えられるべきか，またその過程をどのように導くべきかを知ろうと欲する
だろう．変化に関係のある社会学者，必理学者，及び管理の専門家の仕事を再
検討することは，看護指導者の助けとなってその役割をより効果的に果たすた
めの指針又は基本として役立つ基礎的な概念や原則を明らかにする．

■ "変化" を定義し，この章でいう変化に関係のある点を指摘する

　"変化" という語には，多くの解釈がある．この論議のためには，変化はそ
れがこれまでとは異なったものを作るための，又はある組織又は環境の中で状
況の一部を変えるための慎重な過程を意味する．変化とは新しい段階へ入るこ

と，又は既に確立されている秩序や慣習を破ることを意味する．変化とは，ある人の態度，価値，又は原則を変えること，又は要員，施設，又はその他の手段を移動させたり，再編成したりすることを意味する場合もある．看護の場での変化は，生命と活動が存在する動的な状態と同じである．変化は鋭く又は激しいこともあり，また，ある問題を解決するために慎重に集められた変化企画機関と患者組織の関与により，自然な，規則的な，秩序正しい方法で，1 つの段階から別の段階へ移動することもある．

■変化過程で必要とされる重要な要素は何か？

　効果的な変化にとって重要なことは，(1)変化の必要性を確認し，それが実現に値するものと信ずること，(2)指導者と管理者が熱意と承認を明らかにすること，(3)生じつつある推進力及び抑制力についての理解をもつこと，(4)効果的な連絡系を確立すること，(5)状況に適した構造を選択することなどである．

(1) 必要．指導者は，その変化が現実となるために力を動員する価値のあることを確信する．

(2) 熱意と承認．指導者は，確信を発散させるような行動を明示し，また変化が自分にとって重要であること，及び変化は管理組織の中で達成されうることを示す．

(3) 推進力と抑制力．指導者は，班を提起された変化の方に向ける，又は遠ざけるように影響する情動的又は情報的データの両者を考慮する．

(4) 連絡．指導者は，各個人が提起された変化にかかわることを可能にし，そして各個人がその過程のすべての段階に関与していることを確認する．彼は変化の必要性の認識及び問題解決の過程への参加，及び協力は，企画の成功のために不可欠であることを知っている．

(5) 構造の選択．指導者は，有益で実行可能な計画の構成と実施を指導する．構想は，古いものから新しいものへの円滑な遷移が，人員や環境にほとんど障害を与えることなしに行われるように，系統的，規則的であることが

必要である.

■看護におけるどのような種類の状況を必要なもの，したがって変化過程のために考慮の価値があるものとあなたは考えるか？

第1の優先は，質の高い看護の提供を妨げるような，あらゆる条件，一連の環境又は行動に常に与えられるべきである.

例えば:

1. 要員過少.
2. 目的の達成に不十分な備品その他の資材.
3. 欠陥構造又は火災の危険があるような状況から生じる不安全な環境.
4. 割当てに対して不十分な準備しかもたない1人又は数人の要員.
5. 十分に又は適切に利用されていない知識と技術.
6. 虐待され，無視され，又は不利益な治療を受けている患者.
7. 異常な数の投薬及び患者看護上の過誤.

これらの状況のどれもが，変化の必要性を示し，また州の看護実践行動の中や，認可と与える局によって設けられた規定の中で設定されている最小限の規準への違反を構成するかも知れない，そしてこのことは行動への呼びかけとなる.

効果的な変化のためのもう1つの原因要因は，仕事の単純化の問題を呼びかける.“もし別な方法が採用されるならば，その仕事は，より容易に，より速く，またよりよく達成されうるだろうか”という質問がなされるべきである. 調査のための問題の例は次のとおりである:

1. 援助と個別集配を必要とする仕事現場への供給の遅れ.
2. 供給の過剰使用と不適当な結果を招く劣悪な備品.
3. ある日にはその部局に割当てられた過剰の要員，また別の日には不十分な数の要員，又は，休息時間や食事時間の配分のため割当てられた時間内での不十分な補充.
4. 清掃，患者の移送，及び情報伝達（例えば，病棟事務員又は秘書的業務）のための不十分な援助業務.

この範疇の援助的業務の中から生じる問題は通常生死に関することがらではないが，問題は患者の看護業務の提供のための全面的な目的の達成に重要な関係を有しているということである. したがってそれらの問題は，各個人が全体

状況についてもっている重要性の程度に応じて考えられるべきである.

　変化過程のため第 3 に考慮されるべき事は，人のどのような行動がいつ，目標の達成を妨害するかである. 相互関係と協調過程を封じる行為は注意を必要とする. それらは次のような形をとることが考えられる:

1.	抵　　抗	6.	処　　罰
2.	妨　　害	7.	統　　制
3.	検　　閲	8.	非 協 調 性
4.	権力の遊戯	9.	無 関 心
5.	不 賛 成		

　以上のような行動が受けとる警告は，誰がその行為を示しているか，誰がその遂行によって影響を受けるか(患者，家族，関係要員)，及びどの程度また範囲までその行動が実行されるかにかかっている.

　指導者は，人格と行動の領域内で考えるとき，人格構造や行動に恒久的な変化を生じさせるためには，1 年から数年もの年月を要するかも知れないこと，次にすぐれた技術をもった人の助けがなければ不可能なことを知らなければならない. いくつかの真理が明らかになっている:

1.　特性や態度が正確に示され論議される会議を 2, 3 回行ったくらいでは，ある個人の行動様式を著明に変えることは疑わしい. 討論は，ある人が自分の行為が他の人々にどのように影響を及ぼすかを洞察するのを助けるのに役立つ. もしその態度又は行動が習慣的のものであれば，強制された追従が返答であるかも知れない.

2.　性格を変えることよりも，環境を変えることの方が，ほとんど常に容易である. 班員の中の任務や人間関係は，時として問題になっている人が気づかないうちに，変えることができるものである (影響の減少又は増加，又は連絡経路の変化).

3.　指導者と班員，又は班員と班員の関係は変えることができる. ある看護活動の場においては，班を文化的，技術的，教育的背景の中で monogeneous 均質化することによって，関係を改善することが望ましいかも知れ

ない．同様にして，指導者と班員の関係は，協調してやって行くことができる指導者と班員を選ぶことによって影響を受けることが考えられ，そのようにして，目標達成の確率が増加されるのである．

■変化が起こるためにはなぜ熱意と賛成が必要か？

今日の平均的な参加者は，彼が指導者から，別な方法を考えるについて熱意をもつことに賛成するという合図を受け取らないかぎり，物事を変えることにあまり熱意を示すようには見えない．もし，指導者が自分を冷静なロボットとして振舞うならば，作業者は変化について熱心になることには何か間違ったことがあると結論するようになりがちである．指導者は熱意をはっきり示すとともに，全体の目的は必要で価値あるものと感じていること，しかも指導者はそれを充足するための班員の能力に全幅の信頼を置いていることを明らかにすべきである．

また，指導者は変化過程を引き受ける権限をもたねばならない．管理側の支持がすぐ間に合わなければ，いかに変化が重要で価値あるものであろうとも問題にならない．承認がなければ，その過程は無駄なものとなってしまう．構想ははじめ管理部門に紹介し，かれらが検討を承認しその成果を支持するかどうかを確かめる必要がある．

■問題が重要であることが確認されたとき，推進力と抑制力をどのように考えるか？

重要な次の段階は，動いている顕在（明白な）及び潜在（微妙な又は目に見えない）の力あるいは反応を考えることである．指導者は，情動的及び情報的な力をデータの収集の中に含める．その両者は状況を変えたり，交代させたりするのに役立つかも知れない．顕在又は潜在の力又は反応を考えるとき，指導者は，状況を変えたり，交代させたりする上で役立つかも知れない情動的及び情報的の力を含める．Kurt Lewin は変化に関する彼の著作 (Resolving Social Conflicts, New York, 1948, Harper & Brothers) の中で，変化を反対の方

向に働く力の動的な均衡として企図すべきあらゆる状況を記述している．1組の推進力は状況を予期される変化の方向に動かす．これと反対の1組の抑制力は状況が望まれる，又は予期される方向に動くことを妨害又は抑止する傾向をもっている．これらの2組の力は，互いに競合して働き，Lewin が"疑似静的平衡"，又は脆弱な均衡と呼ぶ動的平衡をつくり出す．この均衡状態は関与する2組の力を変えることによっていつでも乱すことができる．

■状況を変化の方向に動かすために働く幾つかの可能な推進力とは何か？

質の高い看護の提供を妨げている環境の問題を考えよ．不十分な体位変換と不適当な姿勢による褥瘡の存在が証明しているように，ある年配の，末期の患者が顧みられないでいる．

その班は，次のような推進力が働いていると決定する：

1. この患者の皮膚が傷むのを許す正当な理由はない．
2. 調査団は，品質管理の不備のため保健機関を検閲するだろう．
3. ある看護婦たちは，なすべく準備している仕事，つまり患者の看護を妨害する管理業務の量が多いことを憤慨している．
4. 大多数の看護婦は，もしこの患者の看護の質が高められるならば，より大きな満足を感じるだろう．

■状況を変化から遠ざける抑制力の幾つかの例はどんなものか？

不十分な又は不適当な看護から生じる褥瘡に苦しむ末期の老人患者のことを更に考える．

班員によって確認された実際の抑制力は次のようなものである：

1. この患者を十分看護するには看護要員の数が不足している．
2. 選択を迫られるとすれば，生きる機会をもつこれらの患者の要求を充たすことは論理的のように思われる．
3. ある看護婦たちは，管理活動の方向により多くの関心を持っている場合，特別な患者によって要求される臨床看護の量が多いことを憤慨する．
4. 問題の患者は十分な体位変換と良い姿勢をとらせるのに2人を必要とする．このことは，管理業務の責任を負わされたそのうちの1人に背中の障害を与えるおそれがある．

■この情報が与えられたとき，連絡活動はどのように継続されるか？

　状況の中で作用する力を分析するため Lewin の手法を用いて，効果的な連絡を促進するために必要な基本的活動を示すことができる．

　この状況の中で，2組の力（推進力と抑制力）は，疑似静止的，動的平衡，また"そのようにある"状況を創り出した．この均衡は，情動的又は実際的，顕在的又は潜在的のいずれであれ，これらの力の1つ又はいくつかを変えることによっていつでも乱すことができる．

　実例での推進的又は抑制的反応は，信頼と受容の雰囲気の中で確認されたとする．班員たちは，客観的，防衛的，及び弁明的な方法で応答する．分析の中膚で，変化に向かってつき進んでいた班員たちは，実際にいった．"この患者の皮がこんな状態になったのは我々の責任であった"（決定1を参照せよ）．"我々の現在の実践は，実践の最小限の基準以下になっている"（決定2を参照せよ）．"恐らく，我々はどのように時間を使うべきかについて見方を変えた方がよいかも知れない"（決定3を参照せよ）．"我々が現にここにいるのは，患者の正しい看護をするためである"（決定4を参照せよ）．

　抑制者つまり"疑似平衡"を維持する人びとは，"こんな状態になったのは，我々のせいではない"という（決定1を参照せよ）．"患者はほとんど絶望だ——我々にすることが多くあるときに，なぜ，その患者に多くの時間を費すのか？"（決定2を参照せよ）．"私に関すること及び私がしたいこと，それは出世をすること及びほかのことを学びたいということだ"（決定3を参照せよ）．"私は自分の健康を守らなくてはならない．もし私が守らなければ，だれが守るだろう．もし私が健康を損ねてしまったら一体何のいいことがあろうか？"（決定4を参照せよ）．

　看護導指者は，開放的で非判断的な態度で返答を受け取り，それから反応を分析してそれらを現実的状況との関連で考える．最近数年間では，管理者と看護業務の双方を含めた保健看護提供者は，身分，人種，信条，又は環境に関係なく，すべての人びとへの質の高い看護の提供の必要に力点を置いて来ている．患者の権利の問題（第1章参照）は，保健看護実施の場ではどこでも尊敬と価

値の概念の高揚を要求する.

　経営者は経済危機及び看護要員のある地域での不足の問題を抱えながらも生き残るために闘って来た. かれらの対応手段の中には, 数と種類双方における看護要員の削限と変更が含まれて来た. その結果は, ある施設や機関で, その業務に十分教育された人員の過少となって現われた. 他の施設や機関では, 班員たちは, その能力に応じて働くことが許されないままであった. 看護の欠陥の理由が何であれ, そのきっかけは, 患者が危険に曝らされ, したがって変化が生じなければならないということである. この知識を用いて, 看護婦は班を問題解決の方向に押し進める.

■変化の進行中に連絡系を操作する上で記憶すべき点の要約

　人々の関係に影響を与えないような変化は, どの班又は組織にも存在し得ない. 人的資源は, 明確に規定された目標の達成に向かって動員されねばならない. これらの目標は管理行為が保健看護提供班の要員を, 変化が可能になるような関係に結びつけることによって達成される. このような関連においては, 次のような相互作用が重要考察事項である:

1. 変化の遂行に関係するすべての, 又はほとんどすべての個人に, 改革の必要を明確に理解させ認めさせよ. さもないと, 班又は機関の変化は生じないばかりか, 班員たちは, 協力, 参加せずに, 不平をいったり他を責めたりしながら, 時間を費すようになる.
2. 親しい者同志の間の組織をこわすことによってしばしばひき起こされる不安と恐怖を統制し, 減少させるために, 自らを助け, かつ他の人々を助けよ. 変化は人を未知のものに対決させるので, 予測は不可能に, 行為は不確実になる.
3. 班員を計画作成過程に参加させること, このことは, 組織方針と決定に関して自分は無力であるという被雇用者の感情を克服しやすくする.
4. 変化過程への各班員の関与度について明確な理解をもつこと.
5. 理由についての各々の陳述に説明を求めずに, 何が, だれによって, どこ

で，いつ，どのようにしてなされているかに重点を置くこと．このような
やり方で行ううちに，班は脅威を感じる程度が少なくなり，また（合理化
ではなく）客観的な考慮——が改善された方法の基盤になっていることを
理解できるようになる．

6. 特別に意識せず当然のこととして各個人の価値と尊厳を尊重しつつ，信頼
のおける，また開放的な関係を確立すること．

7. 自己及び他の人々のもつ確信を行動に表わすこと．

8. 行動を批判しないように注意せよ．批判は要員の間に防御的及び敵対的態
度を生じさせるであろう．

9. 可能なかぎり多くの親切さ，温情，支援，指導，及び相談をすべての班員
に与えることによって，参加的指導力を培うこと．

10. 個人又は班を目標達成に近づけもし，また引き離しもするような自己及び
他の人々の中の情動力を認識すること．

11. 人間の相互理解の増加を目指すこと．偏見が現状を強く支配している場合
には，まずそれを静かに表面化させた後，人間の正常状態の一部分として
検討を加え，防御性，表面化への恐れ，罪の意識などを減少させるように
しなければならない．

12. 班員間，指導者と班員の間，及び指導者と管理当局との間の組織的な連絡
と調整を用意すること．

13. 明確に表現された提案には従うべき公約と，それを行動に移す準備とを示
すこと．応答は必ずしも，整然としたもの，予言的なもの，又は合理的な
ものである必要はない．

14. 参加者には応答するのに十分な時間を与えること．経験上，変化状況に巻
きこまれた人々の多数は，提案をする機会を与えられるとき，しばらくの
間は沈黙しているものであることがわかっている．例えば応答が遅い人は，
指導者が既に決定をしてしまい，今はただ期待された応答を待っているだ
けと考えているのかも知れない．逆も真であることを証明すること．

15, 問題の確認につながる意見の活発な交換，感情や態度についての自由討議

を促進せよ.

16. 背景と経験の多様性に基づき,代替解決法のための広く豊富な視界を示唆して思想の創意性を促進すること.

17. 変化の正当性,達成の手段,及び班が変化過程を強化するために班員の活動に課すべき訓練などについて班員との継続的な会話をもつこと.

18. 変化は,変化に参加している人々が全体の前後関係の中で,かれらの目的,方法,及び活動をたえず評価及び再評価するのを助け合うとき,更に効果的となるように思われることを知ること.

■変化過程を構成し,安定させ,しかもそれを持続させることについて,看護婦はどのような手段と行動をとるか?

基本的には,指導管理的役割をひき受けている看護婦は,それが偶発性のものであれ,計画されたものであれ,変化をたえず指導しつつあるのである.看護婦は,変化によって創造された新しい,又は変えられた環境の中で必要とされる行動を展開するために人々の役に立つ構造に焦点を当てなければならない.看護指導者は――

1. 実現の過程において支持と相談を提供しつつ,変化につながるような風土を創造する(効果的な連絡に必要な条件の要約参照).

2. 現実的で達成可能な明確な目標を形成する.

3. 個人的及び集団的に要員の力を検討する.

4. どのようにして決定がなされるかについて理解を深める.

5. 状況のどんな部分における変化でも全体に影響するものであることを認識する.

6. 本質的に参加的であり,すべての参加者によって明瞭に理解されている問題解決法を利用する.

7. 与えられた状況の中で変化を効果的なものにするのに必要な時間枠を考える.

8. 試験期間に継続,改変,又は終結に関して指示された選択の自由を提供す

る.

9. 絶えざる評価と順応のための手段を系の中に組み込む.

10. 変化過程に固有の危険と報償を認識すること.

■変化に導く目標はどのようにして決定されるか?

　樹立された目標は, 明瞭で, 正確で, 直接的で, しかも合理的手段によって到達できる成果を具体的に示した言葉で述べることが必要である. このことはまず管理当局の同意を, 次に計画された変化の導入を正当化するために使用されている推進力と抑制力, 又は仮定と価値の決定的な検査を必要とする. ある目的は "必要 must", つまり目的に対して強制的性質をもつだろう. 例えば, ある班では, 患者の要求を充たすに足る看護班を結成するために十分な要員を持たなければならない.

　別な場合, 変化から予想される結果は "欲求 want" つまり, 変化は, 現在の状態よりは好ましくはあるが, 少なくとも最低限の標準を充足するのに絶対的に必要ではない状態となるような願望的性質をもつだろう.

　明瞭な目標を展開する上で看護指導者にとって恐らくもっとも重要な任務は, 変化の期待される結果を規定すること, 及び変化を実現させるための方法を構成する上で, 変化によって影響を受けようとしている人々を関与させることである. 論議中の活動にもっとも密接に関連を有する人々は, 価値のある情報に貢献し, 活動の結果について信頼のできる予言をするためのもっともよい位置にあることが多い. 班が希望された結果を規定するにつれて, かれらの抵抗の感情が, 創造性と同じく変化努力の間に利用されうる風土を創造することがより容易になるだろう.

■末期症状の老人患者の看護において必要な変化を行うことが必要とされる目標の例

　この状況は, 看護の質を高めるために, 生じなければ "ならない" 変化と, 増加した班員の満足を実現するために, その班が実現するのを見ることを "欲

する”かも知れないような結果からとり組むことができる.

生じなければならない目標: 看護班は——

1.　看護の状態は,末期症状の老人患者にとって標準以下であることを認める.
2.　その状況に関連するすべての事実を集める.

  a. どのような任務がだれによって,行われており,それはどの位長くかかるか.

  b. どのような活動がもっとも多くの時間をとるか.このことはそうあるべきなのか.

  c. 活動は論理的な順序に整理されているか.

  d. 他の人々と重複した活動はないか.

  e. 必要な割当てを完成するために,すべての手段が現在取られているか.

  f. 仕事の負担からどんなものが除去されうるか.

  g. ある人が行っていることをだれかほかの人がなしうるか.

  h. 不必要な些細な事にあまりにも多くの時間が費されてはいないか.

  i. 活動はもっともよい時期に,もっともよい方法で行われているか.

  j. 班員の知識と技術をさらによく利用する方法があるか.

  k. 価値及び老人患者についての知識の欠如のため,貧弱な看護が現在与えられてはいないか.

3.　末期症状の老人患者の要求を充足することに特別の注意を払って,その班に割当てられたすべての患者が十分な看護を受けることを保証する計画を作る.

班が実現されるのを見たいと思うであろう目標: 看護班は——

1.　価値体系を研究する.
2.　看護要員の追加を獲得する可能性を調査する.
3.　知識と技術を増すために,現職訓練又は研究会に出席する.そして班員と情報を分かち合う.
4.　たがいの問題の認識水準を高めることによって,たがいに関心の高まりをはっきり示し,また1つの班として協力してこれらの問題をやり抜く.

これらの目標の各々は,指示を与え,かつ試行できるような言葉で表現される.優先順位は,班が決定した努力の拡大のための規定にしたがって確定される.

■どの範囲まで,力の問題が変化過程に影響するか？

看護指導者は班員の中で活動的な参加者を確認して,各人が班に対してもっている影響を査定する.人々が変化過程の中で使用する力又は影響の種類を検

査することにより，彼らが地位もしくは資格に基づく能力又は権威によって影響されるかどうかが明らかにされる（例えば，その人はだれを知っているか，又はどの位の期間かれらはその地位にとどまっているか）．このような問題は，いかなる集団又は組織の状態においても社会的な力の過程を指導者が分析するのに役立つであろう．

　時として，ある人の力と資格が現在の地位と堅く結びついており，如何なる変化も個人的損失を招くようなことがある．1つの例は，時間と任務との関係で独立して働くことに慣れて来た看護助手が，今は免許のある免許取得準看護婦（LVN）の直接の監督の下で働かねばならなくなったとする．彼女は，自分の資格が患者や班員から低く見られていると感じ，従って職務をさぼる方法を探すようになるかも知れない．

　しかし，別なときには，人々は変化を自分たちの関心を満足させるものと見て，与えられた興味がうまく作用するかも知れない．末期患者が顧みられていないことに深い関心を寄せている班員を取り上げよう．任務割当ての再編成の提案はかれらの関心を惹き，その人々は，その計画を成功させるためにあらゆる努力をするであろう．

■変化の決定に至る過程を選ぶとき，どのような因子が考えられるか？

　決定に至る過程を決める場合には，効果的な決定がどんな変化努力にとっても，重大な意味をもつものであり，従って分析と理解を必要とすることを，胆に銘じる：

1.　次のような設問が可能である："決定は，他の人々がそれらを遂行するだろうという仮定のもとに1人又は2人の人によって作成されるべきものであるか？".

2.　もし投票が許されれば，それは，関連のある未使用の情報と，決定への抵抗という未知の感情をもった少数派を作ることを知るべきである．

3.　人々は恐怖のために，又は報復を恐れて反対を躊躇するので，全員が参加に同意した場合には，"強制された合意"があるとも考えられる．

4.　恐らくもっとも生産的な決定に至る過程は，できる限りの真の合意をもっ
　　て全員が参加することである．このことは，各人に自分の見解を述べる機
　　会が与えられねばならないことを意味し，これには，発言が多く，言語明
　　解で，かつ説得が上手な人々と闘ったり，競ったりする能力をもたない人
　　人も含まれる．そのような人々は，かれら自身また他の人々の危険を認識
　　するが，かれらの利益を増進して，支持基盤を拡大する技術も人望ももっ
　　ていないかも知れない．看護指導者は，どの人にも自分の感情を人に知ら
　　せるのを助けるための感受性と専門知識を発達させる必要がある．

■**看護指導者はどのようにして，変化から来る当然の反発に対処するか？**

　看護指導者は，状況の一部分における変化も，全体に影響するものであるこ
とを認識している．その中で人々が機能することになる新しい環境が創造され
る．一定の間隔を置いた 2 名の交代による看護提供の要求が，質の高い看護の
ためにも，また班員へのはねかえり損害を防ぐためにも必要であると班が決定
したと仮定しよう．2 名の者が，2 時間ごとに末期症状の患者の要求に応ずる
ような規定をすることは，看護を与える人への安全を保証する一方で，看護に
おける大きな効率を促進する小さな変化にしかすぎないように見えるかも知れ
ない．

　しかしながら，2 名割当てをすることは，班員にかれらの努力が協調できる
ように仕事の計画を調整することを班員に要求するのである．看護婦たちは，
変化の理論的根拠は直ちに受け入れるかも知れないが，かれらの時間の順序を
管理する際，かれらの独立性を放棄するのには緩慢であるかも知れない．また，
不測の中断，又は予定時間に集まることを妨げる緊急事のために，その計画を
実行する勇気を失うようになるかも知れない．そのことから生じる 1 つの結果
として，チームワークの共同生産性を実際に減ずるような個人間の摩擦の増加
が考えられる．

　変化を計画する人，又はそれにかかわりをもつ人はだれでも，不測の結果に
備えていなければならず，それは前もって予定できないにしても，弾力的な態

度で処理せねばならない．このことはまた，変化の余波によって影響される人に参加の発展的方法の重要性を強調する．

■変化を生むのに用いられた問題解決過程は，変化過程に独特なものであるか？

問題解決の段階は，すべての状況とに共通のものである．活動を指導したり，環境を変えるために，解答の必要があるどの場合においても，個人又は班は，次のことを行わなければならない——

1. かかわりのあるすべての班員に問題又は要求を確かめること．

2. 適切，確実，正確なデータを集め，行動の必要性から見た優先順位を設定すること．

3. 関係する人々，達成目標，変化の起こる場所，この行動の必要な理由について，可能な代替法を考慮しながら，合理的なしかも実行できる行動計画を協力して作ること．

4. できれば完成前に，他の専門家たちと計画を検討すること，そのあとで，試験的に小規模で実行に移すこと．

5. 結果に応じて，班員に計画を査定，評価，及び改善させること．

問題解決法を通して，徹底した分析を行えばよい方法が示されよう．分析は，効果的かつ効率的な手順を作り出すために，再編成また単純化されうるような活動を示唆するかも知れない．班は，最初の可能性で満足すべきではなく，的を絞るまえに方法を広い領域で探し求めるべきである．班は計画を実行する前に考えられる誤りや手落ちを探し，このようにして古いものから新しいものへの円滑な移行を確実にする．

■変化はどのように，時間によって影響されるか？

ある状況を変えるために必要な時間の枠を考えてみよう．変化を行うために必要とされる時間量は，状況の緊急性，注ぎ込まれる情熱の程度，必要とされる教育と再教育の量及び計画にかかわる人員の数と種類のような因子によって

影響を受ける，個人の特性や人としての振舞いの中の変化には，ほとんど常に長期の会議計画が必要であるが，仕事の構造のある関係や管理においては，変化は一般的に環境を単に改造することによって，かなり容易に達成されるという事実が既に引用されている．

■なぜ変化のために提案された計画が，当初はそのままの形で実行されてはならないか？

変化のための計画の "試験的実施" を行うのがもっともよい．この種の非形式的な目標実行は成功への圧力を除去し，実験への高度の自由を与える．来るべき成功のために，班は最後まで参加することに同意せねばならない．

班員たちが，自らが自らの考えを試験していること，及び会合して，関心と進歩を分かち合うための機会が明瞭に示されていることを知るならば，班員はその計画をやり易くなるだろう．試験期間は，新しい組織が機能的になり，成功する機会をもつのに十分長いものであることが必要である．

■老人末期患者の看護を行うために，班員はどのような計画を作り出すだろうか？

看護指導者は，行動のための効果的で適切な計画を作り出すことにおいて班員たちを援助するために，問題解決法における技術を使用する．問題になっている患者に特別に気を配って，かれらは次のことをしようと決定する——

1. その患者が質の高い看護を受けるためには，どの位の看護が必要であるかを決定するために，看護指導者と1人の班員を割当てる．
2. その患者に施される看護は，計画に基づいて行われ，2人の指定された人たちによって実施される．
3. 看護を実施する人たちは，班会議で看護の優先順位の決定に関して，かれらの価値体系を討論し，そして，班指導者に，討論に新しい次元を導入できるような才能のある人を参加させることができるかどうかを調査するように頼むだろう．

■変化過程の中に生じる現行評価の件を説明する．

変化に参加している人々が，予定が展開され，実行される全体系内で，かれ

らの目的，方法，活動をたえず評価し，再評価するのを助けるとき，変化はもっとも効果的となる．人間的接触を停止してはならない．あらゆる新しい又は改変された状況の中で，計画の現行評価を行う機会が提供されねばならないが，それは常に望ましい変化を生み出すために形成された目標に特別の関係を伴っていなければならない．

　変化の本来の意味は，何物も固定されていないで，続行又は生成しつつあることを示しているので，変化過程の中では目的のあるものが変えられたり，削除されたり，又は他のものが追加されることがあるであろう．目標がどのような形で出現しようと，それらは，すべての討論が集中する焦点でなくてはならない．

　評価は，偶然的及び計画された基盤の上で行われる必要がある．評価は，かかわりのあるすべての班員の間——患者と看護婦，看護実施者間，又は看護婦と貴重な助力を与えることのできる能力をもつ人々の間で行われることができる．観察は，いかなる欠点や特別の長所をも確認し，必要な調整を行う努力の中で行われなければならない．計画された会議は，個人又は班が決定にどの位の力をもっているかについて，規則どおりに行われる．これらの会議は，入力とフィードバックを奨励し，容易にするために，分けへだてなしに行われる．もしそうでなければ，変化過程は遅れるか，全く停止するかも知れない．

　すべての情報が分け与えられ，分析されたあとで，計画は改められ，変更され，又は削除されることもある．そして賛同された方法が，班員全体と施設の完全な承認を得て，質の高い看護が与えられることを保証するための同じような厳密な周期的検査過程に耐えることを確認した後，組織の中に採用されることができる．

看護指導者は，いつ変化過程が成功するかをどのようにして知ることができるか？

　評価過程をとおして，班はできるだけ効果的に変化を実現することを望むであろう．この効果を測定する1つの方法は，状況が作り変えられたときエネル

ギーや圧力を消費することなしに，その変化が続いているということである．

　また，関係者一同の自由がまったく減ぜられることなく，しかもかれらを指導する責任をもった人々から絶えず圧力をかけられることなしに，新しい水準で計画が実現されるとき，はじめて変化が真に達成されるのである．

■変化過程に関して生じる危険の例を調べる

　特別な変化を促進することにおいて，その目標とするものは，常に過程を動かしておき，また受容と新しい構造の中での安定に向かって働くことである．しかし，いくつかの危険も含まれて来る．そのうちのあるものは次のような形をとるかも知れない：

1. もし推進力があまりに大きすぎ，また刺激，不断の激励，又は警戒や圧力が除かれたときの誤ちに対する不満などをとおして，あまり多くの圧力があるならば，古い状況が次第に立ち戻って来て，変化は行われなくなるかも知れない．更に，圧力はまた抵抗の増加を招き，圧力が除かれるとき，抵抗が変化を覆す．

2. エネルギーの調和のとれない爆発は，著しい影響又は変化を作ることができない．

3. もし状況が耐えられないものとして感じられれば，不快や無気力又は場面からの離脱が生じるかも知れない．組織の無気力は，最も決定的なまた最も創意に富んだ努力以外のすべてのものを打ち負かす．

4. 変化の代償は，班員間，指導者と班員の間，又は班と管理者との間の，考え方，態度，価値，身分，及び人々の安全制度について不適合から生じた緊張状態として現われるかも知れない．

5. 与えられた興味に脅威が発生するかも知れない．

6. 指導者や同僚たちの不快を招くかも知れないという理由で，参加を拒む人人もいるであろう．また望ましくない権力争いも解決されなければならない．

7. 変化を効果的なものにしようとする指導者の熱意が過剰となり，自身を発

展状況の中で不可欠のものであると考えて，長期にわたる効果を台無しに
してしまうかも知れない．

変化過程の結果として，どんな報償が現われようとしているか？

看護指導者は，施設の目的と班員の利益が調和して発展するように気を配る
義務をもっている．どの程度まで指導者が新しい考え方や方法を心に描いて，
新しい目標に向かって働くことにおいて革新的になるように他の人々を説得で
きるかということが，看護の水準を構成することが多い．また，満足と不満の
間の相違が看護実施者の間で識別される．変化の結果として実現する報償は，
次のように確認されるであろう．

1. 個人にそれと分かるように，議論，又は原因や理由を提示することによっ
   て影響を及ぼすことの合法化における満足．

2. もしそうしなければ見逃がされたかも知れない知識，特殊な能力又は技術
   の認識．

3. ある考えをしっかりとつかみ，提案の展開に参加し，それをみごとに完成
   させるまで追求する機会をもつこと．

4. 班員たちが現在何が行われているかを知るようになり，かれらの関心を更
   に強固なものにする重要な関係を発達させているので，新しいあるいは異
   なった活動に従事することへの関心が増加する．

5. 称賛，機関の公報内での成果の発表，ブローチ，ピン，昼食，儀式，正式
   の評価，昇進への推薦，又は給与の増額のような方法を通しての推奨と報
   酬．

文　献

Amundson, N.: The rules of the game are changing, J. Nurs. Admin. **1**(3):45-49, 1971.

Bigham, G.: Developing staff and roles where traditional roles are changing, J. Nurs. Admin. **3**(1):36-48, 1973.

Bureau of Business Practice: The art of motivating people, Waterford, Conn., 1975, The Bureau.

Dinkmeyer, D.: Consulting: facilitating human potential and change processes, Columbus, Ohio, 1973, Charles E. Merrill, Publishing Co.

Elsberry, N.: Power relations in hospital nursing, J. Nurs. Admin. 2(5):75-77, 1972.

Feinberg, M., Tanofsky, R., and Tarrant, J.: The new psychology for managing people, Englewood Cliffs, N.J., 1975, Prentice-Hall, Inc.

Jacobs, A., and Spradlin, W.: The group as agent of change, New York, 1973, Behavioral Publications.

Kelly, L.: Nursing practice acts, Am. J. Nurs. 74(7):1310-1319, 1974.

Lassey, W.: Leadership and social change, Iowa City, 1971, University Associates, Publishers and Consultants.

Mager, R.: Goal Analysis, Belmont, Calif., 1972, Fearon Publishers.

Paulson, V., Cain, E., and Ostberg, A.: Commitment to change in Colorado, Am. J. Nurs. 75(4):636-637, 1975.

Poulin, M.: Nursing service: change or managerial obsolescence, J. Nurs. Admin. 4(4):40-43, 1974.

Rasey, M.: It takes time: an autobiography of the teaching profession, New York, 1953, Harper & Brothers, Publishers.

Rogers, C.: Freedom to learn, Columbus, Ohio, 1969, Charles E. Merrill, Publishing Co.

Stone, S., Berger, M., Elhart, D., Firsich, S., and Jordan, S.: Management for others: a multidisciplinary approach, St. Louis, 1976, The C. V. Mosby Co., pp. 174-190; 229-271.

Taylor, J.: Technology and planned organizational change, Ann Arbor, Mich., 1971, Center for Research Utilization of Scientific Knowledge, University of Michigan.

第8章

評 価 方 法

　評価は看護における基本的問題であるので，看護及び保健組織双方の目標と結果との間の極めて重大な関係を意識することが重要である．伝統的に，評価方法は常時ではなく間欠的に，組織内部からではなく外部の圧力によって，信念又は計画の表現としてではなく便宜のために，予め計画された，累積的な，統合された構想の一部としてではなく，事実のあとで，適用される傾向をもっている．

　更に，看護婦は自身の評価見解を自分自身と，看護が行われる小さな作業領域に限定する傾向がある．看護指導者はそのようなとり上げ方に抵抗すべきである．

　正看護婦の間の質の調整は非常に重要な意味をもっているが，他の因子の評価も同じように重要である．施設業務を提供する管理官庁や行政部のような，保健業務実施組織における上位の部門は，定期的に，発表の機会均等を原則とする相互批判の機会を提供しなければならない．これが行われれば，看護要員の仕事は正しい焦点と展望の中にもち込まれるのである．

　評価方法を効果的に働かせるためには適切な指針が必要である．指針は，保健看護の助けとなるものの特質と程度，施設業務の準備，看護活動を計画し，また評価するための秩序ある手順を提供する．評価過程において班員を援助するためには，班員が現実やお互い同志を広い理解力で扱うことができるような支持と受容の雰囲気が絶対必要である．

■看護における評価方法を記述する

　看護における評価方法とは, 一連の現実的及び防御的機能活動の評価である. 状況, 環境, 又は行動の価値は, 適切な作業環境が維持され, 正しい人員管理が行われるように, 決定される.

　評価過程には, 次の3つの役割が含まれている: (1)評価する人, (2)評価される人, (3)報告を受ける人である. 手順は, フィードバックシステムを通して, 進行と成果を判定する. 評価する人, 評価される人, 情報を受け取る人は, 成功又は失敗に順応するよう, その過程に各自対処する.

　評価過程は, 一連の課程を踏んだ問題解決相であって, 評価の目的を観察する1つ以上の方法が含まれる. その過程は分析と総合のようなものである. 評価は, 先ず判定できる基準に対して検定することで, 次に比較し, 選択を行うことである. 評価する人は, 検定された結果に基づいて行為の質を確保するために決断を下そうとする. この検定の過程は, 活動行為のフィードバック機構において重要な段階となる.

　評価においては, 不断の調整が存在する. 作用と反作用の回路は, 行動の効果を評価するために, 即時に行動し, それに応じて次の運動を調整する機会を提供する. 保健業務が行われる状況に対して責任をもつ個人又は集団は, すべて保健業務の結果が明らかにされるとき, 自動的評価を経験することを銘記しなければならない.

■看護における "相互評価" とは何を意味するか?

　評価は往復過程である. 組織理論家たちは, 相互評価の問題は, 有効性を決定するという問題, つまり協力的な組織の目的又は目標が効果的に達成されたかどうかを決定し, その組織に参加している人々の目的又は個人的動機が満足されたかどうかを確かめるという問題であることを確認している.

　相互評価は, 評価が看護婦が働く環境の背景の中で行われなければならないことを示す1つの方法である. 看護進歩の責任は, そのような環境の決定者によって分担されるべきである. 責任は, 看護を計画し, 実施することに関与す

るすべての人にある.

　もし病院が税金の不払い又は債券の発行を要求すれば，地域社会はそれを無効にすることを選ぶかも知れない. このことは，地域社会の支持を評価するものである. もし看護監督者又は婦長が管理者に必要な備品や物資を請求したとき，管理者はその購入に同意するか又は同意しないだろう. このことは次に管理者を評価することになる. また看護指導者が班の責任遂行に助力してくれる人員の追加について十分証拠だてられた要請を提出したとき，その要請は裁可されるかもしれないが，また裁可されないかもしれない.

　看護指導者の有効性は（たとえどのようにその看護者が有能であっても）多くの因子によって助けられ，又は妨害される：その因子とは (1)奉仕すべき患者又は家族の数, (2)治療的看護の決定と実施に対する支持の程度, (3)環境の物理的及び心理的適合性である.

　指導者の成功はまた指導者及び班員の士気にも依存している. 成功は，管理部のあらゆる部門から受け取る方針，決定，態度，及び財政その他の援助によって直接影響を受ける. 決定作りへの相互参加を含む評価過程は，高水準の士気と仕事の満足のための主体的な舞台を作るのである.

■評価方針の発展，あるいは容認に関して考慮すべき幾つかの重要な点は何か？

　保健業務機関の管理要員は，2つの主要な機能をもっている： (1)企業全体の共通の目標を固く守ること，及び (2)これらの共通の目標に向かって働く参加者が個人的満足を得るように，保健組織の平衡を維持すること. したがって，指導者にとって重要な1つの問題は，それを通して目標と目的が統合されるような模型又は構想を作り出すことである.

■個人と組織された目標はどのようにして統一されるか？

　個人の目標と組織の目的との一致は，次のことがらに依存している：

1.　すべての重要な要素が各組織で一致をみたあとでの評価方針の容認. これ

らの要素は，考慮されているすべての班の一致した熱望を反映していなけ
ればならない.

2. 質の高い看護の実施，要員の進歩，及び保健業務の提供の十分な管理のた
めに適切な環境を維持する相互の責任への用意.

3. 評価する人々が看護条件，行動，及び望まれた結果を評価する能力をもつ
ことを決定すること.

4. 判断基準が実行できるものであること，及び機能と評価のための書かれた
基準が，適度の物質消費を伴い，しかも現実的な時間枠の範囲内で適用さ
れることの保証.

5. 仕事の記述が，必要とされる物質の型と種類をはっきり説明し，割当てに
責任ある人にとって利用できるものであることの保証.

6. 機関と要員が機能する成長・発展段階の考慮.

7. 目標達成の評価に使用される方法は，記録されること，及び説明の方法が
仕事の記述と関連していることの保証.

8. 評価方針の不断の再評価と見直しの実施. 目的は (1)模型で用いられた企
画と評価法が評価過程の意図を代表することを保証する. (2)計画の補強，
変更，又は修正の対象となる定員数とその不足を決定する基盤を与えるこ
とである.

■看護評価の目的は何か？

評価の全体の目的は， 保健機関， 班又は個々の班員が， (1)目標達成に向か
ってなされる進歩を決定し， (2)力を認識し， 更に発展させ， (3)弱点を最少限
度にし， (4)より大きな報償の価値のあることを査定者に証明する 機会を提供
し， (5)査定のため信頼のおける器具を発達させ，そして(6)患者，要員，機関，
及び地域社会のための安全を提供することを援助することである.

■評価過程における決定因子とはどんなものか？

評価の過程の中で使用されうる変数は数多く存在し，またその正当性につい

ては，大きな見解の相違がある．最も重要なのは割当てによる班員の進歩であり，それは（1）特殊な義務と仕事の責任，（2）組織の資源，（3）観察，そして（4）要員と資源の評価人による職業判断に関係しているためである．

　評価に関して次に重要なのは，作業者が遭遇するかも知れない他の人々の割当て，見解，意見及び反応のような第三者の介入である．患者，家族，及びその他の人員との接触はすべてこれに関係するデータを供給する．

　士気の査定もまた決定因子である．作業条件，人間内及び人間間の関係，及び機関又は地域社会全体の態度はすべて看護班の作業に大事な情報を与える指数である．

■看護業務の評価者はどのようにして選ばれるか？

　指導者としての地位を保持するすべての看護婦には，自身と他の人々を評価することが期待される．すべての看護婦が，看護条件又は看護方法を評価する資格又は用意があるわけではない．しかしこのことは，その個人が評価技術を取得する責任を免除されていることを意味するものではない．看護業務のどの供給者も自分の行為に対して責任があり，従って効果的な評価法は絶対的なものであることを知るべきである．

　教育制度が看護婦のこの任務にふさわしい教育を与えることが望ましい．仮にそうだとしても評価方法における十分な訓練及び選ばれた制度の中でのそのような機能の評価過程における能力を証明するために，雇用機関によって準備がなされねばならない．

■評価過程において，役割の表示と仕事の記述がいかに重要であるか？

　もし看護実践に関する各項目について，看護の役割と仕事が明確に記述されていなければ，目標が達成されたかどうかを確認する客観的な方法は存在しない．もし仕事の記述が明瞭でないか，又はそれが"必要とされるかも知れないような他の義務"というような言葉で終わっているとすれば，被雇用者は，どの方向をとるべきか，また（結果が調査されるとき），どのような目標と目的を

もっとも意味のあるものと考えられるかがわからない．仕事の記述を行う際の不明瞭な判断基準は，当然過程の拒否を構成し，推理ゲームに終わってしまう．評価されている人は，報告が集められたときどのような機能が評価者の心の中にあるかを知りたいと思っている．

　業務の評価が開始される前に，保健要員の役割の事前決定，行動目的の形での目標と成功判断基準（仕事の記述と手順の手引）がはっきり確立される．事が起こった後に基準を用いるのは，行動の有効化という点で実施者又は評価者に指導を提供するものではない．

■小看護班をその全体において評価することは可能か？

　職業一般を評価するのに用いられる判断基準は，小さな保健看護班にも適用される．重要な問題は次のようなものである：

1. 看護班が資格のある人によって指導されているか．
2. 班行動の権限がその班員に付与されているか．班員は他者によって管理されているか．相互依存の関係が存在するか．
3. 差別的行為はないか．
4. 班員は班の目的と機能を知っているか，そして班員はそれを果たすことを委託されているか．
5. 看護班は，個々の班員に期待されているものを行動言語で説明している仕事の記述をもっているか．もしそうであるなら，班員はそれらの意味を知っていて，それらを果たしているか．
6. 看護計画は，すべての患者と家族のために，班員によって形成され且つ実施されているか．
7. 班員の要求を満たすためのよく企画された教育課程があるか（例えば，会議は規則的に開催されているか，班員は現職課程や継続的な教育学級に出席しているか，研究会や課程は均等な発表を原則として行われているか．注意：関心のある人々によって偶発的な学習が行われるかも知れないが，知識の散発的獲得は，規則正しい学習と同義語ではない）．

8. 班員は，かれらの役割に満足を示しながら，行動しているか（班員は時間
   どおりに出勤するか．欠勤率は低いか．班員全体の中に，いたわりと分か
   ち合いの精神があるか）.

9. 班員自身及び全体の組織に関して，班活動の評価と要員の査定のための体
   系的な企画があるか.

10. 個々の班員は，かれらを代表する看護組織に所属し，活発に参加している
    か.

■看護業務の供給者は，誰に対して責任があるのか？

　看護者の多数は現在直接患者又は家族には責任はないが，かれらの奉仕の責
任を負っている人々に対し責任を負っている．ほとんどの保健機関，医師は看
護婦と協定を結んでいる.

　説明義務 accountability の概念に内在するものは，義務 obligation, 責任
liability, 信頼性 trustworthiness, 義務に対しての開放性 an openness to duty,
応答責任 answerability, 及び 修正義務 amendability などである．雇用に当た
って，看護業務機関の長，医師，又は機関の代表者は，相互評価，哲学と期待
の分かち合い，雇用機関が保持している方針と方法の検討の目的で，看護者と
話し合いをするだろう．雇用を求める看護婦が交渉をして，説明された条件の
受け入れあるいは拒絶を決定するのはこの時である．同意が得られたあとで,
施設の運営に不可欠の期待を充たすに必要な評価過程の存在を理解するための
説明義務が相互にある.

■看護婦は何に対して説明義務があるか？

　看護婦は，看護実施上の有形，無形のもの双方に説明義務がある．正看護婦
は，投薬を見積り，心電図を解釈し，看護実施上の専門の技術を実際の場面で
示し，看護上の要求を評価，充足し，与えられた時間内に割当てを完了し，患
者や要員の集団とともに，管理上の技術を行使するというようなことをするこ
とが期待されている.

　衣服や個人的な生活様式，又はある作業者を別の者と比較するというような判断基準は，これらの因子が，看護状況に関係をもつものとして，共同で決定されない以上は，評価に際して考慮されるべきではない.

■臨床看護活動の評価においては，どんな困難に遭遇するか？

　看護を行っている班員の行動の正確な確認と実証は最も困難である. 臨床能力の判定の問題は，次のようなものから成り立っている:

(1) 看護者が遭遇する臨床問題の多様性.

(2) これらの問題を処理するために使用される方法の数.

(3) ある方法を別な方法に優先して利用することを正当化するための有意義な役に立つ研究が貧弱なこと.

(4) 直接すべての活動を観察することが困難なこと.

(5) 行為を自分たちの信念や主義の点から記述するという個人の側の傾向——このことは現実への関連をもつかも知れないし，又はもたないかも知れない.

　家事的雑用又は日常的な看護手順のような非管理的状態での仕事は，割合容易に規定される. その結果，これらの領域では，達成水準の決定を容易にするために便利な総合試験が開発されている.

　人々に対する感受性，変化する時間や要求に対する即応性，触媒また変化媒体として役立つ能力，創造性の表示，及び自己実現と相互尊敬の空気を作り出すといったような管理技術を検討する決定的な方法は，まだまだ普及していない. これらの特徴は容易に規定されるものではないし，そのような技術は容易には測定されない.

■看護指導者はどのようにして行動パタンを連続的に操作できるか？

　活動の結果が認識され，それが起こったあとできるだけ早く処理されるとき，望ましい行動はますます強化され，望ましくない行動は最も効果的に阻止又は修正できる. 看護の実践において，看護指導者は，日常活動の中で，微笑，渋

い顔, うなづき, 頭を振ること, 又は計画の変更の示唆などをもって, それとなく正又は負のフィードバックを与えることができる.

形式的な機会は, 対面接触 (密室が利用できるならば) 及び班会議によって提供される. 支配的な行動パタンは肯定的なものであれ否定的なものであれ, 正しい査定を行うのに十分なデータが入手できることを保証するために, 看護指導者によって首尾一貫して記録されるべきである. すべて人間の行動は個人的観点から評価されるとき, 目的と意味をもつものである.

■看護資格を測るために, どんな道具や手法が利用されるか?

看護実践は形式的及び非形式的手段によって確認される. どの様式も常に他よりもすぐれているというものはこれまでに見られていない. 大部分の保健機関では, 評価の目的, 創意利用性, 評価法に関与する人々の専門知識と好みなどに従って, 1種類以上の手法を利用している.

■非形式的な評価を記述する

非形式的な評価は, 次のものから成立っている.
(1) 班活動に従事中の業務実践の観察.
(2) 仕事の上での, 偶発的, 対面的な接触と協力.
(3) 会議中に提出された反省.
(4) 患者, 家族, また要員のようなかかわりのある人々の反応.
(5) 患者, 家族, 要員, 又は環境に対する作業者の活動の効果.

■形式的な評価の手順の記述

形式的な査定には多くの道がある. 看護では, 予め作られている判断基準に基づく調査表, 1対1及び班の会議, 評価基準看護監査, 及び職業上の成長と進歩のために行われた活動の記録などがよく利用される.

しかしながら, 看護班が, 筆記試験, 計画指導, 及び視聴覚的試験法のようなより複雑な方法を利用するかも知れないということは十分考えられる. 班員

たちは，フィルムやテープに収められた看護動作を見て，状況を評価すること
によって集団的に自分たちの評価的技術を試することができる．即座に再現で
きるビデオテープはある種の看護活動を評価するのに大変適切な装置である．
実際のあるいは演習の場面では，マイクロテレビが利用されうる．言語による
及び言語によらない相互作用の評価は特にこの方法を受け入れ易い．

　以上の方法のすべては，評価者，被評価者及び情報を受け取る人の参加があ
るとき，最も効果的である．

■ どのようにして非形式的及び形式的なデータが評価されるか？

　非形式的及び形式的入力の両者ともが，できるだけ体系的に観察され，また
できるだけ首尾一貫して記録されるならば，重要なものになる．評価過程は，
個人又は集団の職業的特質を決定する1つの手段である．評価者のノート又は
表の中に記録される似たような行動は，一組の行為が著しく目立ったというこ
とを示している．望ましい行動であってもまれにしか発現されないものには，
判定が行われるとき，高い優先性は与えられるべきではない．しかし，孤立し
た成果も，動機や可能性を論ずるとき，重要なものになるかも知れない．

　望ましくない行動のことを考えることも，同じく重要である．それらが患者
の安全や福祉にとって重要なものにならなければ，個々の事件は無視される．
“人間的”であるための，又は改善するための権利には，罰又は罪なしに幾つ
かの誤ちを犯すことに対する用意が含まれている．評価者の第1の責任は，最
もしばしば表出される行動を観察して記録し，しかもこれらに対処するという
ことである．これらの例を集積することは，行動の傾向を決定するための信頼
できる基礎となる．

　評価が非形式的，形式的の何れであれ，評価者は，評価される人の本当の姿
を保存する必要性を心に銘記する．適切に受け入れられ，また与えられる正の
フィードバックは，個人及び看護班の士気に貢献する．

　危機的な状況がなければ，指導者は，言語的また非言語的のいずれを問わず，
班機能にかかわるどの人にも（その人が患者，家族，又は要員の何れであって

も）彼らの自我を傷つけるような伝言を与えることはしないであろう．

■評価に対する個人間の影響の衝撃の考察

要員の決心の力学は，方針や仕事の記述によって完全に形成されることはない．最近数年間における管理科学文献の大部分は，人間関係と，非形式的な関係が組織構造を高揚したり又は破壊したりする様式を強調している．

人間関係は，範囲が広く，本質が複雑で，しかも絶えず動いている．態度の調査は，あらゆる評価手順の一部であるべきである．ある一定の期間に記録される態度の集積は，看護指導者が，班員を積極的な指示目標に向かって指導するのを助けるべきである．

ある人の他の人についての感覚，及び個人の価値と態度が作用する条件は，評価の仕事に影響を与える．態度，信念，及び価値は人間が関わる個々の状況に重大な関係をもっているので，評価者は，それらの意義と彼が行う判断への衝撃に注意を払う必要がある．

■態度がどのように評価過程に影響するかを説明する

大企業の最近の研究によれば，差別的な反応を避けるためには，よく規定され，はっきり理解された方針が必要であるという．人間間の圧力は，管理者がその方針について何も知っていないときに，その最大の衝撃を管理者の決定に与え，また，管理者の人格は，彼が方針について全く明らかでないとき，彼の決定に最大の衝撃を与えると結論された．

指針が不鮮明であるときは，指導者は差別的行動に答えて，人種，宗教，性，年齢，社会的背景，個人的関係，友情などの帰属的判断基準を引用しがちになる．逆に，患者看護の処置のための判断基準が考えられるときは，評価は能力志向になって，成績，知識，及び創造力が優先する．

■看護評価者は，何が重要記録かをどのようにして決定するか？

看護においては，指導者はすべてを自分の指示のもとに置くことを認めない．

班員たちが四六時中身を置く作業状況では，付随的に無数のしかも異なった活動がある．あらゆる出来事を知ることは不可能である．したがって評価者は，彼が見たり記録したりするものを選択するようになる．

何を観察し，記録するかについての決定は，班と個々の班員の期待に基づいて行われる．これらの望まれた結果は参加的機能のために設定された目標に直接関係する．

■選択的評価の例を挙げる

ある班が，大腿骨骨折のため新しく入院した53歳の男性の患者の看護計画を作り上げる．彼に対する指示は牽引しながらの臥床安静で，それ以上の制限はない．１つの行動目標は次のようなものである：

彼のできる範囲内で，自助のための道を提供せよ．

看護指導者は患者を訪問して，次のような指示に注意するだろう――

1. 電話，テレビ，読み書きに用いるもの，仕事また気晴らしの動作を行うのに必要なものを利用しやすくする．
2. 治療器具と体力の維持，強化，又は回復のための指示．身体的（頭上のわく，筋力増強計画），社会的，心理的（保健機関，家族，友人，及び学校又は仕事の同僚との人間関係），精神的資材を含む――．

■看護における小作業班の中では，逸話的記録はどのようにして使用されるか？

逸話的記録は，特殊な個人又は班についてのある１人の看護婦の経験を記述するための手段である．この方法は，回数の多い，短い時間内の観察には有用である．逸話的記録は，対話又は人間関係を評価することに最もよく利用される．それはある班員の看護技術についての特殊な出来事の記録である．もしその出来事が，批判的暗示をもっていなければ，１つの経験それ自体はほとんど無価値であるということを銘記しておくことが大切である．

各々の逸話的記録は，状況の記述（ときどき看護者の作業表の上に見いだされる），注目された行動の記述（だれが who，何を what，なぜ why，いつ

when, どこで where, どのように how を示す), 及び行動についての評価者
の意見又は価値判断を含む. 経験を重ねるにつれて, 看護指導者は, 速やかで
しかも正確な記録を容易にするコード, 換言すれば記録の簡略法を開発し, あ
る期間内の行動の傾向を容易に決することができるようになるであろう.

　看護指導者は, 班員の行動の正確な合成像が形成されるために, できるだけ
多くの仕事の成果の非形式的な評価を記録すべきである. 注釈が看護者の仕事
表に略記されるかも知れない; 患者あるいは家族の進歩もまた記録されるべき
である. これらの逸話的ノートは, 将来の参考のために特殊なデータを評価者
に与える.

■逸話的な方法の使用に従う危険があるか？

　評価者は意見を事実と混同させることを避ける必要がある. もう1つの危険
は, 記録の分析にある. 経験の目的が注意深く決定されなければ, 主観的意見
が事実の客観的解釈を妨げるかも知れない.

■自己評価の利用についてはどうか？

　班要員による自己評価は, 更にデータを獲得するための有益な工夫である.
しかしながら作業者は, 常に自分自身の行動を批判する位置にいる訳ではない.
この手法は, 班員が自分の仕事の成果をたえず評価することを教え, それは評
価者によってなされる評価に加えられる点検として役立つ. 各々の班員は, 作
業領域における自分自身の行動の評価について, 筆記また口頭でのフィードバ
ックを提供する機会を与えられるべきである.

■患者, 家族, 及び同僚の評価は根拠のある判断基準と考えられるか？

　看護業務を受ける人たちとそれらを施すことに関わっている人たちは, 看護
の効果的判断をなしうる位置にあることが多い. 不幸にして, 患者又は共同作
業者はある作業者の行動の正確な意見を形成するのに必要な基礎知識をもたな
いかも知れない. また, 患者, 家族成員, 又は同僚は, しばしば, 看護要員と

しての地位を損なうのを恐れる余り，与えられた看護について何かが不都合であるということを示唆するのを躊躇する．逆に班員の評判を悪意をもって傷つけようとする意図が働くことがあるかも知れない．個々の場合，1つの出来事は，その状況の重大性がその場での考慮を必要としなければ，もちろん，ほとんど無価値である．真の像が獲得されうるのは，班員の行動について幾つかの報告があるとき，及びその行動があらゆる角度から眺められるときだけである．

■点検表はどのようにして，評価過程の中で有用か？

　点検表とは，ある任務の重要な要素と考えられている看護行動を項目化することを試みるものである．1つのやり方は，満足な行動を別々な欄に表示し，そのあとで，所見に基づいて，その作業者の全面的な仕事の成果を決定することである．別な種類の表わし方では，1つの技術又は手順の判断基準要素のみが項目化される．実行者がこれらのうちどれか1つを達成できなければ，全体の手順は正しくないものと考えられ，評価される人は失敗と見なされるのである．

　この評価法の明らかな欠点は，行為の詮索そのものが，働く者の日常活動を著しく変えることになるかも知れないということである．

■評価基準はどのようにして，要員の成績を測定することに適用されるか？

　評価基準 rating scale は通常，一定期間の終わりにおける被雇用者の評価のように，形式的な評価手続きのために保存しておかれる．それは，しばしば，保留，昇進，及び保有などと関連がある．この方法は本質上ほとんど常に比較的である．評価 rating は回顧的な記録や観察に基づいており，回想や解釈に関連した人間的な誤ちに従っている．この方法は，評価基準上の各単位が確認され，特殊な行動の点から表示されるならば極めて有用である．

■看護指導者の振舞いを評価することに，評価基準がどのように使用されるかについて1つの例を挙げる

　判定内容の確実な評価基準は次のことを考慮するであろう．(1)役割に対する個人的な準備，(2)作業環境，(3)機関の判断基準に関連した機能，(4)個人内の評価，及び(5)個人間の関係．この評価方法が最大限に利用されるかどうかは，評価基準の内容と利用についての予備知識と受容性と関係をもつ個人に依存している．

　次の型は，部分的に，各部門中の考慮要素を説明し，雇用される人と雇用する人双方の相互の責任を認めている．

Ⅰ．役割に対する個人的な準備
　　A．看護指導者としての技術を実践するための正当な手続きを経た免許をもつ．
　　B．看護指導者の原理と実践における教育課程を首尾よく終了したという証明を用意する．
　　C．指導者として以前成功した経験の証拠を与える（指定されている場所に，業務の場所，時間及び種類，及び任務の大きさや規範のような関連した条件を記入せよ）．
　　1．学　校
　　2．地域社会
　　3．看　護
Ⅱ．作業環境
　　A．作業割当ての場所
　　1．保健機関
　　2．地域社会
　　B．専門分野
　　C．交替，割当て
　　D．看護指導者に割当てられた患者又は家族の数
　　E．看護指導者に割当てられた要員の種類と数
　　1．正看護婦
　　2．準看護婦(LVN, LPN)
　　3．看護助手
　　4．学　生
　　5．その他
　　F．十分な次のもののために看護婦に与えられた機会と範囲——
　　1．交替時間
　　2．食　事

  3.　班会議
   a．参加活動
   b．委員会の会合
   c．人間的成長と発達
   (1) 現職教育
   (2) 研究会
   (3) 会　議
   (4) 継続教育
   (5) 大学課程
 G．機関や看護班の目標を達成するために看護婦が利用できる十分な**資材**
   (1) 物理的施設
   (2) 会議室予備
   (3) 人　員
   (4) 参考室
Ⅲ．機関の判断基準に関する機能
 A．班員との関係で患者看護を提供する．
  1.　看護班に割当てられた患者又は家族の要求を評価する．
  2.　看護計画を作る（患者及び家族の教育を含む；機関及び／又は人員への委託を
   始める）
  3.　適切な原則に基づいた独立した看護判断を作成する．
  4.　治療的看護のための計画を実施する．
  5.　看護介入の質を評価し，必要に応じて看護計画を改める．
 B．指導者としての活動に従事する．
  1.　優先順に要求を確認する．
   a．日常活動
   b．緊張又は危機状況
  2.　班員の能力や患者又は家族の要求に見合った割当てを作成する．
  3.　入手できる情報を利用することによって，計画し，指示し，行われている看護
   を統合する．
   a．職業上の知識
   b．臨床的専門知識
   c．自己観察
   d．患者又は家族とその記録
   e．班員また関係者らの情報
   f．必要に応じて，患者，家族，及び班員を教育する
   g．会議を主催し，又は参加する．

(1) 報 告
(2) 指示を与えること
(3) 看 護
(4) その他

　h. 患者や要員の期待された行動と実際に受容された行動との間の不一致を観察し確認する.

Ⅳ. 個人内の評価

　A. 自己の能力と限界を確認する.
　B. 指導者の役割の責任を決意し, 受け入れる.
　C. 自分の仕事の完成能力に現実的な範囲と限界を設定する.
　D. 必要な場合には, 適切な援助を求める.
　E. 自己価値への信念を実例で示す; 自己を確信し, 他人を受入れ, 人の最大の幸福の維持への関心を示し, 人間としての外観に留意する.
　F. 自己の仕事の完成の質を評価し, 適切な行動の修正への歩みを開始する.

Ⅴ. 個人間の関係

　A. 自己と他人の要求への感受性を反映させる.
　B. 協力的及び協同的連絡のための風土を増進させる.
　C. 患者, 家族, 班員, 及びその他の保健要員に対して自分を役立たせる.

■評価される個人又は班は, 書かれた進歩報告を見るべきか?

　民主的過程を秘密と同じものとする方法は全く存在しない. 問題になっている個人又は班は, その報告書を単に見るだけではいけない. かれらは, 実際にその評価過程に関与するべきなのである. 評価者はそれらの行為が生じ, 後に討論され, 記録されるとき, それらを正当と認めることができる.

　明確化を試みたあとでも, 評価上の意見の差異は解決されずに残るかも知れない. 公平な方法で, しかも当然の過程として訴える権利をもって, 反対意見が聞かれ, 記録されるための機会が提供されるべきである.

　審査される班又は個人は, 述べられた意見の弁護のために第三者の報告を要請するかも知れない. 評価者は, データを集め, 報告を用意する際に, 直接の上司や別の班の指導者のような外部の関係者の中から援助を引き出そうとすることもあろう.

　しかしながら班員の行為に関するデータが作業手順に影響を与えるとき, そ

れを発見し，総合する作業には，評価者によって当然の公平さが示されねばな
らない.

文　献

Afaf, I.: Process or product evaluation? Nurs. Outlook **23**(5):303-307, 1975.

Bedwell, C., and Froebe, D.: Development of an instrument for evaluating hospital nursing performance, J. Nurs. Admin. **1**(5):10-15, 1971.

Bernhardt, J., and Schuette, L.: P.E.T.: A method of evaluating professional performance, J. Nurs. Admin. **5**(8):18-21, 1975.

Cornell, S.: Development of an instrument for measuring the quality of nursing care. Nurs. Res. **23**(2):108-117, 1974.

Douglass, L., and Bevis, E.: Nursing leadership in action: principles and application to staff situations, ed. 2, St. Louis, 1974, The C. V. Mosby Co., pp. 136-154.

Ethridge, P., and Packard, R.: An innovative approach to measurement of quality through utilization of nursing care plans, J. Nurs. Admin. **6**(1):25-31, 1976.

Hauser, M.: Initiation into peer review, Am. J. Nurs. **75**(12):2204-2207, 1975.

Marriner, A.: The nursing process: a scientific approach to nursing care, St. Louis, 1975, The C. V. Mosby Co., pp. 195-229.

McGregor, D.: An uneasy look at performance appraisal, J. Nurs. Admin. **5**(7):27-31, 1975.

Pearson, B.: A model for clinical evaluation, Nurs. Outlook **23**(4):232-235, 1975.

Ramey, I.: Setting nursing standards and evaluating care, J. Nurs. Admin. **3**(3):27-35, 1973.

Stevens, B.: The nurse as executive, Wakefield, Mass., 1975, Contempory Pub., Inc., pp. 147-158.

Stone, S., Berger, M., Elhart, D., Firsich, S., and Jordan, S.: Management for nurses: a multidisciplinary approach, St. Louis, 1976, The C. V. Mosby Co., pp. 70-90; 165-173.

Taylor, J.: Outcome criteria and measurement of nurse performance, Nurs. Digest **3**(5):41-45, 1975.

Watson, A., and Mayers, M.: Evaluating the quality of patient care through retrospective chart review, J. Nurs. Admin. **6**(3):17-21, 1976.

索　　引

リーダーシップ・ナーシング

よりよい看護をめざして

訳者承認
検印省略

定 価 ￥ 2,000.—

訳 者	麻 生 芳 郎 三 島 和 子	昭和 58 年 11 月 15 日 初 版 発 行 ©
発行者	廣 川 節 男 東京都文京区本郷 3 丁目27番14号	
印 刷	サ ン コ ー 印 刷 株 式 会 社	
製 本	共 正 社	

発行所 株式会社 廣川書店

〒 113-91 東京都文京区本郷 3 丁目 27 番 14 号
電 話 東 京 〔03〕(815) 3651 (代表)
振 替 東 京 8 2 6 9 4 番
自然科学書協会員・高等教科書協会員

Hirokawa Publishing Co.
27-14, Hongō-3, Bunkyo-ku, Tokyo